Beatrice Schlag · 206 x Sex im Kopf

BEATRICE SCHLAG

206 x Sex im Kopf

Reportagen
aus dem Nahbereich

KEIN & ABER

Für meine außergewöhnlichen Eltern

Erstveröffentlichung der Texte in
Weltwoche, *Das Magazin*, *Facts* und *SonntagsZeitung*

1. Auflage, Frühjahr 2003

Coverfoto: Katrin Thomas
Covergestaltung: Hauptmann und Kampa Werbeagentur,
München – Zürich
Satz: Kein & Aber
Druck und Bindung: Ebner & Spiegel, Ulm
ISBN 3 0369 5112 1

Inhaltsverzeichnis

IM PARADIES

Jim ist kurz nach Mitternacht gelandet und vom Flughafen direkt ins »La Boom« gefahren. Dort, hatten sie ihm daheim erzählt, steigen die Frauen zum Tanzen extra auf die Bartheke, damit man ihnen unter den Rock schauen kann. Es stimmte.

Jetzt ist fast fünf Uhr morgens, Jim steht in Bermudas und TurnsCHUhen vor dem »La Boom« und möchte noch mehr Seligkeit erleben. Sein T-Shirt ist weg, aber das stört ihn nicht. Hauptsache, die Kamera mit den Bildern der tanzenden Mädchen ist noch da. Die Straße ist voll von jungen, mehr oder weniger bekleideten Menschen, die außer »Corona« kein Wort Spanisch sprechen.

Die Männer haben kurze Haare und erinnern mit ihren muskelbepackten Brustkörben an große Kälber. Fast alle haben eine Wegwerfkamera am Handgelenk oder am Gürtel. Die jungen Frauen tragen Mini und mit Vorliebe trägerlose Stretchoberteile, die ein unkompliziertes Freilegen der Brüste erlauben. Cancuns öffentliche Busse fahren noch immer alle paar Minuten zwischen den großen Hotels und den Discos am Boulevard Kukulcán hin und her. Sie fahren 24 Stunden am Tag.

Jim kauft im Liquor Store bei der Haltestelle zum ersten Mal in seinem Leben selber eine Flasche Wodka. Niemand will einen Ausweis sehen oder schickt ihn gleich weg, weil er wie 16 aussieht, obwohl er schon 19 ist. Mit der Wodkaflasche unterm Arm steigt er in den Bus und zündet eine Marlboro an. Dafür würden sie ihn daheim in

Chicago lynchen. Der mexikanische Buschauffeur, der ihm das Ticket verkauft, schaut nicht einmal auf.

Euphorisch sinnt Jim auf weitere Grenzüberschreitungen. Er bläst dicke Rauchwolken in den vollbesetzten Bus, dann beugt er sich vor und küsst die junge Blonde auf dem Sitz vor ihm laut schmatzend in den Nacken. Sie dreht sich um, lacht und streichelt ihm über die Wange. »Du bist süß«, sagt sie und sieht ihn mit schweren Lidern an. Die Umsitzenden klatschen Beifall. Jims Bubengesicht explodiert vor Glück. »Hey everybody«, kräht er, »this is paradise.«

Natürlich ist dies hier das Paradies. Mag sein, dass der Mensch eine verfeinerte Vorstellung von paradiesischen Zuständen entwickelt, wenn er das Erwachsenwerden erst einmal bewältigt hat. Aber solange die Frage, wie scharf einen die andern finden, die wichtigste der Welt ist, die einzige, gehört Cancuns Zona Hotelera zu den besten Orten, Antworten einzuholen. Vor allem dann, wenn man in den USA aufwächst und erst 21 werden muss, bevor man legal an Bier oder Whisky kommt. Eine Woche Cancun im Vierzimmer, mit legalem Zugang zu Sprit und Strip, ist inklusive Flug ab Chicago für 1 600 Franken zu haben. Das kann sich auch der Mittelstand leisten.

In diesem Jahr werden bis zum Ende der Frühjahrsferien über 80 000 Springbreakers in den Ostzipfel Yucatáns einfallen. Die meisten sind Schüler und Studenten zwischen 17 und 22. Der Ruf, der ihnen vorausgeht, ist miserabel. Seit immer mehr Videoclips im Internet und auf MTV Cancun als hormonelle Freihandelszone anpreisen, können sich manche Leute gar nicht mehr beruhigen vor Empörung über diese jungen Amerikaner, die hier hart verdiente elterliche Dollars in mexikanisches Bier anlegen, um dann wahllos übereinander herzufallen.

Wer so genau zu wissen meint, was abgeht, wenn Eltern und Lehrer endlich ein paar Tausend Kilometer weit weg sind, kann in Cancun möglicherweise dazulernen. Im »Oasis« zum Beispiel, dem beliebtesten Treffpunkt nach dem Aufstehen, also am frühen Nachmittag. Dann ist der Strand der riesigen Hotelanlage, die einen Gebäudetrakt eigens für Springbreaker eingerichtet hat, vollgepackt mit jungen, durchtrainierten Menschen. Denn hier gibt es neben Technosound ab drei bereits wieder Show satt: Täglich ernennt das »Oasis« eine Miss Wet Bikini, einen Mister Wet Short und ähnliche Sieger, deren Vorzüge erst richtig hervortreten, wenn sie ein launiger Animateur mit einem Gartenschlauch abgespritzt hat.

Das Publikum gibt sich mit dem Anblick nasser Badeutensilien natürlich nicht zufrieden. »Show me the tits! Show me the tits!«, rufen die Zuschauer im Chor, wenn eine Kandidatin mit besonders prall gefülltem Bikinioberteil an die Rampe tritt. Der Wunsch wird oft erfüllt, obwohl das gegen die Regeln verstößt und sofort ein Animateur herbeieilt, ein Tuch vor die nasse Blöße zu halten. Wenn auf den genauso häufig ertönenden Zuschauerinnenappell »Show me the dick!« ein Kandidat sich anschickt, sein Gemächt zu präsentieren, greift der Zensor ebenfalls ein, aber ohne Hast. Die Leute sollen ruhig erst einen Blick auf das erhaschen, was sie nicht sehen sollen. Das hebt die Stimmung.

Noch entspannter reagieren die Tuchhalter, wenn männliche Zuschauer den inzwischen zum erotischen Kampfruf mutierten Slogan »We want bush!« skandieren. Denn die Höschen der Kandidatinnen sind so winzig, dass alles Buschartige, dessen Anblick hier gefordert wird, vor Ferienantritt radikal depiliert werden musste. Als sie bei Fiona aus

Minneapolis »We want bush!« riefen, obwohl mit bloßem Auge zu sehen war, dass unter dem Fünflibergroßen Fleckchen Tanga kein Härchen Platz hat, wartete die junge Frau mit einer unvorhergesehenen Ersatzshow auf: Sie setzte sich im Schneidersitz vor die johlende Männerschar und klemmte erst einen, dann den andern Fuß hinter den Kopf. Das sieht, wenn man nur einen winzigen Tanga trägt, ziemlich verwirrend aus. Das Publikum, das bisher jede Entblößung fröhlich bejubelte, war stumm vor Überraschung.

Beim Mooning, dem ungemein beliebten Herzeigen des Hinterteils auf dem Podest, üben die Organisatoren keine Zensur. Wie auch? Die weiblichen Kehrseiten sehen mit Tanga ohnehin fast so nackt aus wie ohne. Und wenn die jungen Männer beim Wet Dance Contest die nassen Bermudas über die kreisenden Backen herunterzerren, erinnern ihre angestrengten Mienen mehr an frühkindliche Doktorspiele als an American Gigolo.

Immerhin darf aus Cancun zuverlässig vermeldet werden, dass im Bereich des realen Exhibitionismus die Gleichberechtigung vollzogen ist. Männer drängeln mindestens so gierig wie Frauen danach, für die Gartenschlauchparade selektioniert zu werden. Und Frauen zollen den Testosteronshows nicht weniger Beifall, als sie für Nippelzeigen und Poschwenken selber einheimsen. »Wir haben gut aufgeholt«, sagt Patrick aus New Jersey, der schon seit zwei Tagen um das Podest herumschleicht und sich immer noch nicht zu melden getraut. »Das haben die Frauen nun davon, dass sie uns immer nur scharf machen und dann nichts hergeben. Jetzt lassen wir die Hosen eben selber runter.«

Marilyn braucht sich nicht auf das Podest zu stellen, um angestarrt zu werden. Sie hat Melonenbrüste wie Pamela

Anderson, nur brauner, die von zwei vergleichsweise winzigen silbernen Plastikmuscheln so dürftig bedeckt werden, dass man nirgends anders hinsehen kann. Das stört sie nicht. »Ich lasse mich gerne anschauen«, sagt die 22-jährige Ernährungsberaterin aus Connecticut. Nur deshalb ist sie hergekommen: »Ich will mich betrinken und auf der Theke tanzen. Sex interessiert mich nicht. Wenn ich betrunken genug bin, ist allerdings alles möglich.« Marilyn macht lieber mit fremden Studenten als mit Arbeitskollegen Urlaub. »Die Kids hier sind viel weniger aggressiv als die zu Hause, wahrscheinlich, weil es so viele sind. Wenn eine Frau Nein sagt, baggern sie einfach die an, die daneben steht.«

Heather trägt den vermutlich bravsten Bikini am ganzen Strand und würdigt den Trubel auf dem Podest mit keinem Blick. Sie liest ein Buch. Erstaunlicherweise sagt die Medizinstudentin aus Boston fast aufs Wort das Gleiche wie Marilyn: »Was ich hier mache? Ich will braun werden, tanzen und vor allem viel trinken.« Mehr nicht? Heather schüttelt vergnügt den Kopf. »Für Sex brauche ich nicht so weit zu fliegen. Davon kriege ich im College, so viel ich will.« Auch die 18-Jährige will nicht ausschließen, dass sie bei genügend Promille im Blut ihre Meinung ändert. »Das gehört doch irgendwie auch zum Spaß, oder? Außerdem sieht man die Leute ja nachher nie wieder. Aber es muss nicht sein.« Hingegen hofft sie, um die Blow Jobs herumzukommen, »das ist wirklich kein Fun. Aber manchmal macht mans halt, damit die Boys Ruhe geben.« Heather macht ein Gesicht, als rede sie über eine Wurzelbehandlung. Dass manche Menschen dieses »Einweg-Vergnügen» als Sex bezeichnen, findet sie völlig abartig. Clinton habe das absolut richtig gesehen.

»Die Springbreaker sind sehr liberal«, sagt »Oasis«-Direktor Luis Ramos Cascado, »sie machen hier, was an Nacktheit in den USA nicht geht. Und wenn man nicht repressiv ist, sind sie sehr nett.« Dass es trotz dem exzessiven Alkoholkonsum kaum zu Gewalttätigkeiten kommt, liegt allerdings weniger an der Nettigkeit der Kids als an ihrem Respekt vor der Polizei. Alle ankommenden Springbreak-Gruppen werden am Flughafen von mexikanischen Grenzbeamten über die einheimischen Gesetze orientiert. Besonders nachdrücklich unterstreichen die Beamten, dass bei Drogenbesitz, Beamtenbeleidigung und öffentlichem Urinieren eine 36-stündige Festnahme üblich sei. »Wenn wir ausnahmsweise einmal drohen müssen, die Polizei zu holen«, sagt Cascado, »herrscht augenblicklich Ruhe.«

Kein Investor dachte vor 30 Jahren an Springbreaker, als an der über 20 Kilometer langen Landzunge zwischen Meer und Lagune die ersten Hotelkästen hochgezogen wurden. Ziel war es, US-Touristen Karibikanstoß ohne kulturelle Befremdung zu garantieren. Inzwischen besteht die Zona Hotelera aus 142 Hotels, und noch immer ist nicht zwingend erkennbar, in welchem Land der Tourist sich befindet. Die Mexikaner treten in der Zona Hotelera nur als Kassierer bei McDonald's und Burger King oder als Kofferträger in den Sheratons, Hyatts und Hiltons in Erscheinung. Nach der Arbeit ziehen sie sich in den alten, staubigen Teil Cancuns zurück und stören das Straßenbild nicht weiter.

Vor zehn Jahren, als in den USA die lärmigen Frühjahrskids in immer weniger Ferienorten willkommen waren, begann Cancun über Studentenreisedienste intensiv um sie zu werben. Die Strategie, dabei weniger auf das karibische als auf das alkoholische Angebot zu setzen, zahlte sich aus. Inzwischen hat Cancun den traditionellen Springbreak-Destinationen in Florida und Jamaica den Rang abgelaufen. Die Bars und Discos der Stadt machen zwei Drittel ihres Jahresumsatzes in den Frühjahrsferien. Und die Hotels nehmen Springbreaker mit offenen Armen auf, selbst so feine wie das Ritz-Carlton, das offiziell das Gegenteil beteuert. Man muss sie ja nicht auch gleich mögen.

Heather und ihre Freundinnen verloren keine Zeit. Kaum in Cancun angekommen, saßen sie bereits an der Hotelbar des »Oasis« und kippten »ein paar Biere, dann ein paar Daiquiris«. Das war um acht Uhr früh. Warum macht es Spaß, schon morgens besoffen zu sein? »Europäer können nie verstehen, warum Amerikanerinnen so gern trinken«, sagt Heather ernsthaft, »dabei ist es logisch. In den USA kriegst du als Frau so viele Verhaltensregeln aufgezwungen, dass du erst mit Alkohol du selber wirst. In meinem Land darfst du nie etwas Körperliches zeigen, nicht einmal, wenn du verheiratet bist. Öffentlich küssen nur Politiker ihre Ehefrauen.«

Deswegen betrinkt sie sich mehr oder weniger systematisch, seit sie hier ist, um den Zustand zu erreichen, den sie als »to get wild« bezeichnet. Darunter versteht sie, bei der Foam Party in der Disco des »Oasis« nicht nur stundenlang im wabernden Schaum zu tanzen, sondern auch immer wieder mal das Oberteil hochzuschieben und sich die Brüste einzuschäumen, was stets eine Kette von Blitzlichtern auslöst. Oder eben, wie Marilyn, im »La Boom« auf die Theke zu klettern und sich dort so zu bewegen, dass die Männer gar nicht anders können, als ihr unter den Rock zu schauen und natürlich zu fotografieren.

Tatsächlich ist das Irritierendste an den männlichen Springbreakern nicht ihr unbändiger Exhibitionismus.

Zwar fällt die Masse der schweißglänzenden männlichen Oberkörper in den Discos durchaus nicht nur angenehm auf, zumal der Geruch dampfender Turnschuhe, der die Tanzpaläste beherrscht, allfällige Bedürfnisse nach frischen Ausdünstungen hinlänglich deckt. Andererseits: Wozu stemmt ein junger Mann 51 Wochen im Jahr Gewichte, wenn er das Resultat nicht in den wichtigsten acht Tagen des Jahres vorführen darf?

Nein, viel verwirrender ist der Eifer, mit dem sie am Strand und in der Disco ihre Kameras in jeden Ausschnitt, auf jeden steifen Nippel und jeden weiblichen Hintern halten, der sich ihnen entgegenreckt. Wenn sie, oft im Rudel, an der Theke des »La Boom« ihre Apparate hochhalten, um unter einen Rock zu blitzen, sieht es aus, als würden sie eigentlich hingreifen wollen.

Fotografieren statt grapschen? Danny lacht sich scheckig. »Du hast keine Ahnung. Wenn ich grapschen will, grapsche ich. Die Girls sind nicht zickig, wenn man hinlangt. Erst wenn du Sex willst, wirds schwierig.« Die Fotos, erklärt Danny, hätten einen anderen Zweck. Sie seien unentbehrliche Erfolgsbeweise für die daheim gebliebenen Freunde. »Die wissen ja nicht, dass noch zehn andere Kameras unter dem Rock oder an dem Höschen waren.«

Um bei seinen Freunden in Chicago Eindruck zu machen, hat Danny seit seiner Ankunft vor fünf Tagen jede Miss-Wet-Bikini-Kandidatin auf dem Podest des »Oasis« fotografiert, die ihren Busen freilegte. Wenn das Spektakel vorbei war, hat er sie gebeten, sich kurz mit ihm ablichten zu lassen. Sie waren alle einverstanden. Also legte Danny den Arm um sie, und wenn sein Freund Ron der Miss vor dem Abdrücken zurief, sie solle doch Danny fürs Foto einen Kuss geben, zierte sich keine. Jetzt hat Danny »die geilsten Frauen am ganzen Strand im Kasten, zuerst mit nackten Titten, dann mit mir knutschend. Meine Freunde werden ausfreaken.«

Sex findet in Cancun natürlich auch statt. Man kann das an den Türen der Hotelzimmer erkennen, die meist von drei oder vier Studenten bewohnt werden. Hängt da ein T-Shirt oder Handtuch am Türknopf, heißt das für die Mitbewohner: vorübergehend keinen Zutritt. Es hängen auf allen Fluren Shirts und Tücher, und nicht zu knapp. Wobei nicht auszuschließen ist, dass es sich damit ähnlich verhält wie mit den Fotos.

Patrick jedenfalls glaubt, zu Hause laufe diesbezüglich mehr. Danny wiederum behauptet, er habe hier schon dreimal richtigen Sex und einmal einen Blow Job herausgeschlagen. Und heute Abend soll es richtig abgehen. Für elf Uhr hat er eine »Booze Cruise« gebucht, vier Stunden nächtliche Bootsfahrt mit hundert Leuten, Drinks in beliebiger Menge im Preis inbegriffen. Der Anbieter verspricht »eine unvergessliche Nacht, sofern Sie sich hinterher an irgendetwas erinnern können«.

DER STÖRFAKTOR

Vergessen sie das Gerede über weibliche Orgasmusschwierigkeiten. Frauen sind groß im Kommen. Über neunzig Prozent von ihnen, sagen die Statistiken, gelangen mühelos zum Höhepunkt. Und zwar innerhalb weniger Minuten oder gar Sekunden, ganz wie der Mann. Voraussetzung ist allerdings, dass sie selber Hand anlegen können und von niemandem gestört werden. Das Kreuz beginnt erst, wenn sich der Mann dazulegt. Dann rutscht die Quote der Gipfelstürmerinnen auf klägliche dreißig Prozent ab. Der Rest erlebt beim Geschlechtsverkehr laut zahlreichen Erhebungen nur manchmal oder überhaupt nie einen Orgasmus.

Was tut der Mann angesichts solch bestürzender Fakten? Rennt er zum Sexualberater, um sich kundig zu machen, wie er hinkriegt, was sie im Alleingang mit links schafft? Forscht er alarmiert nach bislang vernachlässigten erogenen Zonen ihres Körpers? Lässt er sich den Umgang mit jenem Lustknopf namens Klitoris erklären, den die Natur kleinlicherweise so verschwindend angelegt hat?

Nichts dergleichen, seufzen die lustverzagten Frauen. Das Ausbleiben des weiblichen Orgasmus löst beim Mann eher Vorwürfe als Selbstzweifel aus. Eine Weile lang hofft er auf Besserung durch stetes Üben. Dann nennt er sie zwar nicht direkt frigide, aber lustlos klingt deutlich genug. Manchmal rät er zur Therapie, damit sie endlich lernt, sich gehen zu lassen.

Dass möglicherweise seine Sexualpraktik nicht richtig greift, mag er selten in Erwägung ziehen. Unbeirrt, wenn auch mit sinkender Begeisterung stößt er sein primäres Geschlechtsorgan in die weibliche Öffnung, die mit lusterregenden Nerven leider kläglich ausgestattet ist. Und selbst wenn er es weiß, dass das weibliche Lustzentrum nicht in der Vagina, sondern in der Klitoris sitzt, stimuliert er das Mini-Organ eher als großmütige Draufgabe denn als Selbstverständlichkeit.

Nein, Hilfe aus dem sexuellen Jammertal kommt für Frauen nicht vom Mann. Dafür bietet sie sich zuhauf am Büchertisch an. Als hätten sie die Bettprobleme der Frauen allesamt gleichzeitig geortet, überschlagen sich Autoren und vor allem Autorinnen mit Ratschlägen und Trainingsprogrammen, die den Frauen zur orgiastischen Wonne mit dem Partner verhelfen sollen. Denn wo siebzig Prozent eines Geschlechts mehr oder weniger häufig frustriert werden, ist auch ein Markt. *Die Geschichte mit dem O*, *Frauen wollens anders*, *Wie man eine Frau befriedigt*, *Happy Sex für Sie*, *Gelöst im Orgasmus*, *For yourself* und Dutzende Titel mehr wollen die finale Lust beim Geschlechtsverkehr in den weiblichen Unterleib bringen. Die Absicht ist lobenswert, die Kernfrage bleibt: Warum geht das nur Frauen etwas an?

Weil nicht wir, sondern sie die Orgasmusprobleme haben, sagen die Männer mit ergreifender Schlichtheit. In der Tat: Kaum einem Mann mit Stehvermögen bleibt die Ejakulation versagt. Warum Frauen sich beim Verkehr damit so schwer tun, hat vielfältige Gründe, und nicht alle kann der Mann beseitigen helfen. Einer der entscheidensten ist, dass sie sich in unseren Breitengraden seit Jahrhunderten erziehungsbedingt nicht auf ihre, sondern auf die Lust des Mannes konzentrieren. Deswegen spielen so viele Frauen einen Orgasmus vor: Der Mann soll glauben, sein Tun sei im höchsten Maß erregend. Ohne Schuldgefühle auf ihr eigenes Vergnügen zu achten, fällt den meisten Frauen nicht leicht … Genau darauf aber, sagen die schlauen Bücher, kommt es an.

Die Ratgeber fordern allerdings von der Leserin weit mehr als aufmerksames Durchlesen und Beherzigen kluger Tipps. Der Weg zum Gipfel der Lust zu zweit führt zuerst durch die häufig als Niederung empfundene Praxis der Selbstbefriedigung. Und das nicht zu knapp.

Zuvor aber soll frau sich darüber klar werden, ob sie ihren männlichen Bettgenossen, falls stabil vorhanden, über das geplante Orgasmusprogramm orientieren will. »Denken Sie gründlich darüber nach!«, warnt Rachel Swift, Autorin des englischen Bestsellers *Die Geschichte mit dem O.* »Einen Großteil des Programms muss die Frau allein absolvieren. Es könnte Sie beunruhigen und verwirren, eine Person vom anderen Geschlecht an einer so sensitiven, intimen Angelegenheit zu beteiligen.«

Hier stutzt die lernwillige Leserin zum ersten Mal: Wie, der Mann soll ausgeschlossen werden? Was soll Orgasmustraining ohne Integrierung des – sorry – Störfaktors? Im Lustgewinn ohne Fremdbeteiligung ist sie doch längst Expertin.

Falsch, sagt Swift, im ersten Stadium des Lerngangs lernt die Frau, selbstbewusste Beherrscherin ihrer Lust zu sein: Sie muss vor dem Spiegel masturbieren, im Büro und möglichst auch im Tram. Ob sie je nach Gelegenheit Hände, Vibrator, Zahnbürste oder Duschkopf zu Hilfe nehmen will, bleibt allein ihr überlassen. Hauptsache sie eilt ganz ohne Schuldgefühle von Höhepunkt zu Höhepunkt. Bei intimen Begegnungen mit dem Mann dagegen, rät *For yourself*, soll die Frau orgasmusträchtige Praktiken erst einmal ablehnen oder den Partner alleine kommen lassen.

Damit sexuelle Neuerungen dem ahnungslosen Mann nicht so ins Auge fallen, tun Frauen laut Ratgeber gut daran, ihn anderweitig zu verwirren. Beispielsweise, indem sie die Schlafzimmermöbel umstellen. Das bringt ihn erfahrungsgemäß mehr durcheinander als ein versagter Koitus. Überraschungsangriffe wie heftige Liebkosungen unmittelbar vor dem Aufbruch ins Theater schärfen zudem das dringlich auszubildende weibliche Gefühl, alles unter Kontrolle zu haben.

Daneben ist harte Muskelarbeit vorgeschrieben: kein Orgasmustraining ohne Kegel-Übungen. Die Unterleibsgymnastik – 1952 vom deutschen Arzt Arnold Kegel entwickelt, um blasenschwachen Frauen zu helfen, ihren Urin zu halten – zeigte unverhoffte Nebenwirkungen: Der übungsgestärkte und somit besser durchblutete Beckenbodenmuskel steigerte die weibliche Orgasmusfähigkeit beim Geschlechtsverkehr ganz erheblich. Also raten praktisch sämtliche Bücher zum vorbereitenden Kegel-Programm.

Derart trainiert und stimuliert, steht die Frau nach ein paar Wochen vor ihrer schwersten Aufgabe: Wie sag ichs meinem Mann? Wie bringe ich ihm bei, dass allein jene nähmaschinenartige Aktivität mit dem hässlichen Namen Bumsen auch wohldurchblutete Muskeln nicht ins Zucken bringt? Naura Hayden, Autorin von *Wie man eine Frau befriedigt*, rät an diesem Punkt, den Männern ihr Buch hinzustrecken und sie zu folgendem Selbstversuch zu ermuntern: »Strecken Sie Ihren linken Arm aus, und schlagen Sie mit der rechten Faust ungefähr eine halbe Minute lang darauf ein. Genau das passiert, wenn ein Mann in eine Frau eindringt und zu stoßen anfängt. Es bedeutet ein Schlag nach dem andern auf die Klitoris.«

Das ist zwar richtig, aber welche Frau getraut sich schon, ihren Mann mit einem Buch in der Hand zu überraschen, nach dessen Lektüre er wie ein Torf dasteht? Wer so viel Mut besitzt, hat im Bett schon lange den Mund aufgemacht. Alle andern müssen sich bestenfalls die peinliche Frage gefallen lassen, warum sie das erst jetzt sagen. Schlechtestenfalls pfeffert er das Buch unbesehen in die Ecke. Wenn das geschieht, weiß auch Haydens Buch nur noch mickrigen Rat: »Wenn er zu bumsen anfängt, pressen sie einfach ihre gespreizten Oberschenkel zusammen, klemmen sie seine Hüften ein und verhindern sie so, dass sein Körper mit voller Wucht auf ihren trifft.«

Andere Ratgeber umschiffen das heikle Kommunikationsproblem ganz einfach, indem sie es als inexistent betrachten. »Zuerst wirst du mit dem Partner vielleicht darüber sprechen wollen, was bei dir zum Erfolg führt, z.B. Vibratoren«, mutmaßt *Gelöst im Orgasmus.* »Dann wirst du eine Selbstbefriedigungssitzung in Anwesenheit des Partners versuchen.« So einfach ist das. Sie macht eines Tages diesen unerhörten Vorschlag, worauf der Partner, bis anhin argloser Simpel-Koitierer, bewundernd ihre autoerotische Fingerfertigkeit verfolgt. Wenn Frauen im Bett so selbstbewusst und Männer so lernfreudig wären, stünden die Sexualexperten brotlos da.

Rachel Swift rät einmal mehr, den Mann mehr oder weniger wortlos mit der neuen Lusterfahrung zu konfrontieren. Denn die sachte Einfügung des Penis ins bisherige Handarbeitsprogramm ist diffizil genug.

»Vielleicht sollten Sie den Mann vorher mit einem Drink gefügig machen«, schreibt Swift – mit gutem Grund: Sein Organ wird erst einmal nur zur erweiterten Selbstbefriedigung benutzt, er selbst dabei »nach Möglichkeit vergessen«. Wenn er nicht immer mitspielt, keine Bange: Sex nach altem Muster wird nicht als Rückschlag verbucht, sondern als Preis für das weibliche Schweigen. Aber da frau aus dem Buch auch gelernt hat, ihre Wunschpositionen stets mit begeisterten Aaahhs und Mmmmmhs zu kommentieren, wird er ohnehin glauben, er habe »neue Mittel und Wege gefunden, sich als grandioser Liebhaber zu profilieren. Ehe Sie sichs versehen, schlägt er ihre Methode aus eigenem Antrieb vor.«

Eine schöne Vision. Ob in der Praxis ein gezielt trainierter Frauenkörper genügt, die seelischen Sperren vor dem Orgasmus zu zweit zu überwinden, wird von vielen Fachleuten bezweifelt. Die Frauen sollte das nicht kümmern. Auch das handwerklichste Buch über weibliche Lust birgt mehr Höhepunkte als Hinhalten.

DIE AMPUTATION

Manche Geschichten wird man nicht los, und man hat nur eine undeutliche Ahnung, warum. In Mexiko sägte im letzten Herbst ein amerikanischer Arzt namens John Ronald Brown einem Landsmann, der aus New York angereist war, einen gesunden Unterschenkel ab. Der Patient, hoch in den Siebzigern, war in den USA von Arzt zu Arzt gegangen und hatte darum gebeten, man möge ihm ein Bein amputieren. Das rechte oder das linke, es kam ihm nicht drauf an. Alle Ärzte hatten auf Gesetze und den Eid des Hippokrates verwiesen, die solches verbieten. Dann hatten sie ihm statt Amputation eine Psychotherapie empfohlen. Denn der Bittsteller hatte sich natürlich erklären müssen. Er war Fetischist, und sein Lebenspartner hatte die gleiche Leidenschaft wie er: Arm- und Beinstümpfe erregten sie. Und da der alte Mann sich und seinen Partner, einen erheblich jüngeren Psychoanalytiker, glücklich machen wollte, sollte für die letzten Jahre, die sie zusammen hatten, sein Bein ab.

Dr. Brown fand den Wunsch seines Patienten maßgeblicher als Gesetze und den Eid des Hippokrates. Jeder Schönheitschirurg, sagte er, schneide unnötig an Menschen herum, wenn diese dafür bezahlten. Er sehe keinen ethischen Unterschied zwischen einer Beinamputation und der operativen Entfernung von gesunden Bauchwülsten. Deswegen sägte er dem alten Mann für wenig Geld den Unterschenkel ab. Leider starb der Patient kurz darauf an Wundbrand, weil der Arzt die Haut über dem Stumpf offenbar nicht sorgfältig vernäht hatte. Dr. Brown sitzt in Mexiko im Gefängnis.

Es ist einen Gedanken wert, ob der Arzt, obschon ein lausiger Chirurg, möglicherweise Recht hatte mit seiner Argumentation. Zehntausende von Frauen laufen mit Silikonimplantaten herum, die bei jedem Schritt wehtun. Viele sind trotzdem glücklich über ihre prallen Brüste. Wo genau unterscheidet sich das vom erhofften Glück des alten Mannes, der dafür gerne an Krücken gegangen wäre? War er nur deswegen abartig, weil der Stummel-Fetischismus, im Gegensatz zum Tennisballbusen-Fetischismus, nicht mehrheitsfähig ist? Man könnte eine Weile streiten.

Aber das ist Kopfgymnastik und nicht der Grund, warum das Bild vom Greis, der von Arzt zu Arzt pilgert, um sich einen Traum zu erfüllen, geblieben ist. Er war 79, als er in einem Hotelzimmer in Tijuana mit abgesägtem Bein neben seinem Geliebten starb. Der Jüngere hatte sich das Bein ursprünglich auch abnehmen lassen wollen, war dann aber, in Mexiko angekommen, doch mehr auf seine Unversehrtheit als auf den Fetischismus bedacht gewesen.

NICHT WARTEN, BIS ALLES ABSACKT

Bradley Langeburg sieht so gut aus, dass einem fast die Tränen kommen. Groß, schmalhüftig, ein Oberkörper wie ein Trapez, zehntausend Sommersprossen und eine Lebendigkeit in den Augen, die schöne Männer oft nur vor dem Spiegel entwickeln. Aber der Personaltrainer aus Nebraska, der vor 13 Jahren nach Los Angeles zog, um vom Kokain loszukommen, hat Kurzweiligeres im Kopf als sein Aussehen. Er arbeitet nebenher an einem Therapieprojekt für süchtige Jugendliche. So begeistert redet er davon, wie er die Kids mit Pferden zusammenbringen will, dass man denkt, das ist einer, den man nach dem Alter fragen darf.

Man darf nicht. Nicht hier in Los Angeles, wo die Männer mit 25 von der Midlife-Crisis geschüttelt werden und zum 30. Geburtstag Trauer tragen. Es schickt sich in keinem Fall, an dieser Wunde zu rühren. Bradley schluckt, senkt den Kopf und sagt dann leise, aber mit feinem Trotz in der Stimme: »Ich bin 40.« Andere, die wir fragen, sind fünf, zehn oder zwanzig Jahre jünger. Es ist kein Einziger darunter, der nicht stockt, bevor er antwortet. Im Dunstkreis von Hollywood ist jedes Alter über 18 peinlich.

Bei der Frage, ob er sich habe liften lassen, um so blendend auszusehen, hellt sich Bradleys Miene wieder auf. Lächelnd schüttelt er den Kopf und sagt, er hoffe, er werde noch eine Frau finden, die ihn nehme, bevor er das nötig habe. Im L.A.-Code bedeutet das: »Ob ich geliftet bin, geht dich nichts an, aber glaub nicht, dass ich schwul bin.« Das ungefragte Bekenntnis zur Heterosexualität wiederum lässt eindeutige Rückschlüsse auf das Alter des Bekennenden zu. Kein weißer Mann unter 30 legt in Los Angeles Wert darauf, sich auf Anhieb sexuell einordnen zu lassen. Es sei denn, er ist gerade aus der Provinz zugezogen.

Eine offene Sexualität anzudeuten, die je nach Gelegenheit von Mann oder Frau entfacht werden könnte, gilt in den Szenetreffs der Stadt als hip und sehr attraktiv. »Dieses Phänomen ist ermutigend«, sagt Brad Craft, Inhaber der Gay-Buchhandlung A Different Light in Westhollywood, »weil die Jungen den Mut haben zuzugeben, dass Sexualität etwas Komplexes ist, auf das man nicht immer eindeutige Antworten hat. Andrerseits machen wir uns keine Illusionen. Das Ganze hat viel mit Stil und wenig mit Inhalt zu tun.«

Die Vorbilder der hippen Ambivalenten sind am Kiosk zu besichtigen. Kein Styling unterscheidet die Coverboys von Schwulenmagazinen mehr von denen, die auf den Titeln von Magazinen mit heterosexuellem Zielpublikum wie *Men's Health* oder *GQ* ihre Bauchmuskeln anspannen. Auch die schmalen männlichen Elfen, die so aufreizend für Calvin Kleins Unterwäsche werben, wie man das bis dahin nur von Frauen gewohnt war, gefallen irgendwie allen, obwohl oder gerade weil man sie nirgends einordnen kann. Hauptsache, das Gesicht ist von pubertärer Schönheit und jeder Körpermuskel sorgfältig definiert.

Noch zu Beginn der Achtzigerjahre war ein Teil der Schwulenszene die einzige größere Gruppe von Männern, die nicht Berufssportler und trotzdem von Kopf bis Fuß durchtrainiert waren. Sie trugen Schnurrbärte und Tattoos, enge Jeans und derbe Stiefel, weiße T-Shirts mit engen Armausschnitten, damit die Muskeln besser hervortraten, und Flanellhemden drüber. Klone nannte man sie in der

Szene, weil sie einer wie der andere aussahen. Die heterosexuellen Männer mieden den Klonlook und taten für ihre Muskeln meist nur so lange etwas, bis sie fest liiert waren. Ähnliches galt für ihre modische Aufmerksamkeit.

Als die Discowelle anrollte, brachen für die Untrainierten, die mittanzen wollten, harte Zeiten an. Denn in den Lokalen, die auch von heterosexuellen Paaren besucht wurden, gab es ästhetisch gesehen immer nur eine Siegergruppe: die Schwulen. Sie waren elegant, konnten tanzen und hatten keine lächerlichen Muskelwülste wie Schwarzenegger, sondern schmale, sorgfältig gestylte Muskeln. Und wenn sie das T-Shirt ablegten, dann war darunter ein Waschbrettbauch. Die Frauen sahen ihre Männer an und fragten: »Warum siehst du nicht so aus?« Was genau das war, was sich ihre Männer auch fragten: Warum eigentlich nur die? So begann, etwas vereinfacht gesagt, der einheitliche Körperkult in der westlichen Männerwelt.

In der zu einem Drittel von Schwulen bewohnten Gemeinde Westhollywood, angrenzend an Hollywood und nur eine halbe Autostunde von den Pornostudios in San Fernando Valley entfernt, ist der Einfluss der offiziellen und nicht offiziellen Unterhaltungsindustrie auf das Erscheinungsbild normierender als etwa in San Francisco. Es waren die Schwulen von Westhollywood, die das Körperpiercing aus der Subkultur der Sadomaso-Lederdaddys ans Licht der Promenaden holten, wo es sofort von jedermann imitiert wurde. Die Gays rasierten sich als Erste die Körperhaare, um die hart erarbeiteten Muskeln besser zur Geltung zu bringen. Hollywood machte den fotogenen Trend sofort zum Gebot für alle.

Inzwischen weiß keiner mehr, wer was ist. Seit der schwule Krankenpfleger und Fitnesstrainer Jeff Blythe gelegentlich in Gay-Pornofilmen mitspielt, achtet er genauer auf Körpersignale. Trotzdem, sagt er, sei er oft ratlos, wenn ein junger Mann vorbeigeht. Seit die Heteros mehr auf Kleidung und Aussehen achteten, durchtrainiert seien und sich besser bewegten, werde sein Gaydar, sein Radar für Schwule, immer unzuverlässiger. Er habe schon häufig einem Beefcake nachgeschaut, der sich als Hetero entpuppt habe. Ein Beefcake ist das männliche Pendant zum Superchick. Der zurzeit ultimative Beefcake ist der Sänger Ricky Martin, der sich in Interviews wortreich weigert, die Vermutungen über seine Homosexualität zu bestätigen oder zu dementieren.

Wie kompliziert in Los Angeles die Regeln für den richtigen männlichen Auftritt geworden sind, fällt vor allem denen auf, die noch nicht damit vertraut sind. Als der 23-jährige Münchner L. vor einem Jahr nach L.A. zog, um eine Schauspielerkarriere zu versuchen, musste er erst lernen, wie man hier gute Figur macht. Er schrieb sich in einen Fitnessklub ein, um die Muskeln in Form zu halten. Viermal in der Woche trainiert er und gehört damit nicht zu den Eifrigsten. Andere laufen in Santa Monica zwanzigmal die 60 Stufen der öffentlichen Fitnesstreppe rauf und runter und joggen dann nach Venice an die Muscle Beach. Wie der 28-jährige Vertreter Troy Morrisson, den wir dort ansprechen und der den bemerkenswerten Satz sagt, er werde alles daransetzen, nie in seinem Leben eine Unze zuzunehmen, weil ein übergewichtiger Mensch in Südkalifornien fehl am Platz sei.

L., der seinen vollen Namen erst gedruckt sehen möchte, »wenn ich etwas vorzuweisen habe«, kann bis heute nicht verstehen, dass die Männer vor seinem Fitnessklub in North Hollywood – Frauen sind wenige darunter – täglich schon um halb fünf Uhr morgens Schlange stehen, obwohl erst um fünf aufgemacht wird. Und noch immer tut er sich schwer damit, »dass man so unnatürlich viel Zeit vor dem Spiegel verbringen muss. Aber hier zählt nur der erste Eindruck, und daran musst du hart arbeiten.« Die Sache mit den Brauen zum Beispiel war nicht einfach. Kein weißer Mann unter achtzig, erklärten ihm Freunde, überlasse in Los Angeles seine Augenbrauen der Natur. Jedwelches Haar, das in der Verlängerungslinie der Nase wachse, müsse unbedingt entfernt werden, weil Haare zwischen den Brauen ungefähr so anstößig wirkten wie ein Damenbart. Einen wie Theo Waigel, sagt L., hätten die hier nie vor eine Kamera gelassen. L. sollte aber nicht nur die verlängerte Nasenlinie kahl zupfen, sondern auch die Brauen selber verkleinern, sie seien für sein Gesicht zu buschig. Er zupfte in schmerzhafter Prozedur am unteren Brauenrand, bis ihm die Form schmal genug erschien. Als er für einen Werbespot vorsprach, lachten sie ihn aus: von unten geschmälerte Brauen machten weibliche Augen. Männer, erfuhr er, zupfen vom oberen Rand weg. Außerdem wurde er zur Manicure geschickt, man könne ja Nagelhaut sehen auf seinen Nägeln. Ach ja, und die Beinhaare solle er entfernen lassen, am besten dauerhaft. Noch beschränkt er sich damit, sie gelegentlich etwas zu kürzen.

Seit das männliche Körperhaar in Los Angeles vom Bannstrahl getroffen wurde, hat die Haarentfernungsspezialistin Dana Elise beide Hände voll zu tun. Denn inzwischen ernten männliche Haarkringel, die sich über den T-Shirt-Rand kräuseln oder aus dem offenen Hemdkragen wuchern, ebenso vorwurfsvolle Blicke wie solche, die aus Ohren und Nasenlöchern ragen. Dana Elise hat gegen alle eine Methode. Wer sich ganz ohne Körperhaare zu nackt fühlt, dem dünnt sie mit Elektrolyse – Stromstöße in die Haarwurzeln – den Wildwuchs auf ein gepflegtes Mindestmaß aus. Bei dunklen Haaren empfiehlt sie Laserbehandlung. Beide Verfahren sind aufwändig. Eine mittelgroße, stark behaarte Männerbrust erfordert sechs bis acht Behandlungen, bis sie den neuen ästhetischen Kriterien genügt. Unter viertausend Franken ist sie nicht zu haben.

Als Dana Elise ihren Arbeitsort in die Gemeinschaftspraxis Wilshire Aesthetics verlegte, waren ihr viele der Gesichter im Wartezimmer vertraut: »Ich kannte sie aus dem Fitnessklub. Jedes Mal, wenn ich dort trainiert und die Männer ringsherum betrachtet hatte, dachte ich, was für eine Ansammlung gesegneter Gene. Dann sah ich sie einen nach dem andern in die Praxis kommen und war getröstet. Sie hatten alle nachgeholfen: hier Brust- oder Wadenimplantate, da abgesaugte Hüften, dort ein geliftеter Hintern und ein gestrafftes Kinn.«

An Dana Elise selber war ebenfalls intensiv gearbeitet worden. Sie hatte sich ein bisschen überall Fett absaugen lassen: an Oberschenkeln, Knien, Rücken, Bauch, Po »und natürlich an meinen dicken jüdischen Oberarmen«. Jüdische Oberarme? Los Angeles behebt Körpermängel, für die der Rest der Welt noch nicht einmal eine Wahrnehmung hat.

Die Arztpraxis Wilshire Aesthetics wirbt mit dem Slogan »Modellieren Sie Ihren Genpool neu« in der Tageszeitung *Los Angeles Times*, im Showbusinessfachblatt *Hollywood Reporter* und im Schwulenmagazin *Frontiers*. Sie beschäftigt 20 Mitarbeiter und liegt in West Los Angeles, drei Autominuten von Westhollywood und fünf von Beverly Hills entfernt. Wie Hunderte anderer Praxen in Los Angeles bietet Wilshire Aesthetics von Nasenkorrekturen über Laserhautbehandlung und Fettabsaugen bis zum Facelift praktisch alle zurzeit bekannten medizinischen Versuche an, den Menschen den herrschenden ästhetischen Normen näher zu rücken. Die Preise sind durchschnittlich, die Kunden überwiegend männlich und überwiegend unter vierzig. Als wir anfragen, ob wir bei einer Behandlung zusehen könnten, werden wir mit dem Terminkoordinator Richard Burt verbunden. »Glück gehabt«, sagt der 32-jährige Burt, »ich bin euer Patient.« Am Montag nach Dienstschluss bekommt Richard Burt eine neue Lippe gespritzt. Wegen Überbiss, sagt er, aber ein vorstehender Oberkiefer ist an seinem gut geformten Mund beim besten Willen nicht auszumachen. »Dann schau mich mal im Profil an«, sagt er. Tatsache: Die Unterlippe steht zwei Millimeter zurück. Diesen Makel wird sein Chef Gregory Mueller, Facharzt für plastische Chirurgie, nun richten.

»Welcome to the Party«, sagt Dr. Mueller vergnügt und bittet die Journalistin herein. Richard setzt sich in den Behandlungsstuhl, etwas bleich, aber erwartungsfroh. Der Pfleger Jack Shawen, der Richards Hand hält, sieht aus, als könnte er sie jederzeit auch ohne größere Anstrengung zwischen seinen Fingern zermalmen. Jack ist ein Kasten von einem Mann mit Oberarmmuskeln, die fast das T-Shirt sprengen, und einem etwas genormt wirkenden Gesichtsausdruck. Man sieht diesen Ausdruck an vielen Männern in Los Angeles, auch oft im Fernsehen. Sie sehen nicht konturenlos erstarrt aus wie die energisch Gelifteten, aber sie scheinen sich alle ein wenig zu gleichen. Gestraffte Augenlider, sagt Jack lächelnd, und ein Rest Collagen in den Lippen. Aber da muss unbedingt nachgespritzt werden. Ach ja, Körperfett hat er sich auch absaugen lassen. Neun winzige Narben auf Bauch und Rücken, die nur dem

Fachmann auffallen. Der kleine Speckgürtel um die Hüfte ließ sich einfach nicht wegtrainieren.

Nachdem Dr. Mueller Richards Unterlippe betäubt hat, sticht er die Alloderm-Spritze der Lippenkontur entlang unter die Haut. Danach knetet er die Lippe, um den Stoff gleichmäßig zu verteilen. Alloderm, ein aus Leichen gewonnener Zellwirkstoff, soll weicher und haltbarer sein als Collagen. Tatsächlich fühlt sich Richards Lippe drei Tage später, als die Schwellung abgeklungen ist, so normal an, wie sie aussieht. Freunde und Familie waren begeistert. »Ich möchte sie aber noch voller haben«, sagt Richard, »Dr. Mueller muss da nochmals was reinschießen.«

Reinschießen, absaugen, straffen, polstern. In den sechs Jahren, seit der Fachverband der plastischen Chirurgen in den USA erstmals statistisch festhielt, wer sich der Schönheit wegen operieren lässt, sind die Eingriffe an männlichen Patienten um achtzig Prozent gestiegen. Mit Abstand am gefragtesten ist bei der männlichen Kundschaft das Absaugen von Fett, gefolgt von Augenliderstraffungen, Nasenkorrekturen, Verkleinerungen von schwabbeligen Brüsten und Facelift. Bei den unter 35-Jährigen waren Brustvergrößerungen mit Implantaten die häufigste Operation, bei über 50-Jährigen die Augenkorrekturen.

Wie viele dieser Eingriffe auf Kalifornien und Los Angeles im Besonderen entfallen, ist nicht bekannt. Insider tippen auf weit über die Hälfte. Nicht mitgezählt sind nicht chirurgische Behandlungen wie Collagenspritzen zum Auffüllen von Lippen und Falten, Laserhautbehandlungen oder elektrolytische Haarentfernung. Vom Verkaufsschlager Botox ganz zu schweigen.

Botox, Abkürzung für Botulinum Toxin A, ist ein Gift, das Muskeln bis zur vollständigen Paralyse blockieren kann. Es wird in der kosmetischen Chirurgie gegen Stirnfalten und zum Glätten der äußeren Augenfältchen gebraucht. Eine Reihe gezielter Injektionen, für rund 800 Franken zu bekommen, lähmt die gewünschten Muskeln bereits nach wenigen Tagen.

Die Wirkung hält drei bis sechs Monate an. In dieser Zeit ist der mit Botox Behandelte außer Stande, die Stirn zu runzeln, die Augenbrauen mehr als zwei Millimeter hochzuziehen oder die Augen zusammenzukneifen. Er wirkt dadurch entspannt und jünger und vermittelt dem Gegenüber außerdem den Eindruck von völliger Teilnahmslosigkeit.

Die berühmteste Künstlerin unter dringendem Botox-Verdacht ist die Sängerin und Schauspielerin Cher, deren Mimik – auch auf Grund weiterer operativer Eingriffe – auf Blinzeln, Augenrollen, Öffnen und Schließen des Mundes in vertikaler Richtung sowie ein begrenzt ausdehnbares Lächeln eingeschränkt ist. Aber die Botox-Fans kommen nur zu einem kleinen Teil aus dem Showbusiness. Nicht nur beim Anchor-Personal der lokalen Fernsehstationen bleibt die Stirne glatt, was immer sie vermelden. Auch an den Theken der In-Lokale von Sunset Strip oder Melrose Avenue ist kaum mehr ein Lachfältchen in Bewegung.

Dr. Gregory Mueller, der sich von seinen Praxiskollegen regelmäßig Botox hinten in die Stirn spritzen lässt, wirkt trotz der reglosen Stirn nicht ganz teilnahmslos. Dazu lächelt der plastische Chirurg zu strahlend, wenn er erzählt, wie erfolgreich er Krähenfüße tilgt, überflüssige Haut aus den Augenlidern schneidet und Schildkrötenhälse strafft. Er sagt wirklich Krähenfüße, überflüssige Haut, Schildkrötenhälse, es fällt ihm nicht auf. Abgesehen davon scheint

Dr. Mueller ein Arzt wie aus der Soap-Opera. Fast einsneunzig groß, schmal, langbeinig, grüne Augen, mittellanges dunkles Haar mit vereinzelten grauen Fäden durchzogen, schmale schnurgerade Nase. Kein Grübchen, nirgends ein Fältchen, obwohl er, so sagt er, außer Botox noch nie irgendwelche kosmetischen Eingriffe an sich hat vollziehen lassen. Die Stirnmuskeln allerdings lässt er sich regelmäßig lähmen: »Immer, wenn die Krankenschwester nach einer Operation sagt, Doc, Sie haben so besorgt geschaut, weiß ich, dass es wieder Zeit ist.«

Dr. Mueller zeigt Fotos seiner Patienten vorher und nachher. »Schauen Sie mal, wie ärgerlich dieser Bankier mit seinen tiefen Augenbrauen wirkt. Ich habe lediglich die Brauen hochgezogen und die Oberlider gestrafft, und schon blickt der Mann viel freundlicher in die Welt. Bei diesem Kadermann hier habe ich die Ohrläppchen verkürzt. Das wird gerne vergessen beim Facelift, dass man das Alter auch an den Ohrläppchen sehen kann, wenn sie groß sind und anfangen zu hängen. Und hier der Anwalt, 39-jährig, mit diesem ungünstigen Bauch. Den haben wir abgesaugt und dann die Brustpartie mit Silikon aufgefüllt.«

Die Frage, ob er nicht erschrecke, dass seine Patienten immer jünger werden, verneint Dr. Mueller sanft, aber nachdrücklich. »Meine Kunden investieren in ihr Aussehen wie in ein Kleidungsstück. Wer erst mit 60 kommt, braucht gleich eine ganze Garderobe. Man darf nicht warten, bis alles abgesackt ist.«

DIE TOTE KATZE

Wer von Marina La Rosa nur Fotos kennt, versteht kaum, warum sie ganz Italien aufregt. Natürlich hat sie einen jungen, bleichen, langgliedrigen Körper und hohe Brüste. Die vielen italienischen Titelbilder der letzten Wochen, auf denen Marina sich nackt bis auf die Stöckelschuhe über Sofalehnen bäumte, haben diesbezüglich nichts der Fantasie überlassen.

Aber italienische Fotografen drapieren die Ober- und Unterkörper nackter Models seit Jahrzehnten titelbildgerecht auf Sofas, ohne dass gleich das ganze Land davon redet. Außerdem blickt Marina oberhalb des biegsamen Körpers stets bemerkenswert stumpf in die Kamera. Ein seltsamer Gesichtsausdruck, eher erfroren als unverfroren.

So schauen Frauen an Straßenbahnhaltestellen, wenn nicht Sommer ist. Und diesem Nichtgesicht zahlen Discobesitzer heute zwanzigtausend Franken, damit sie einmal ihre Tanzfläche betritt? Du hast das Wichtige nicht kapiert, sagten die italienischen Freunde, das Nichtgesicht macht die tote Katze doch überhaupt erst aus.

Ich wusste nichts von toten Katzen, die zweibeinig sind und leben. In den Zeitungen stand, dass Marina La Rosa »gatta morta« genannt worden sei, weil sie in der italienischen Variante von *Big Brother* alle männlichen Teilnehmer scharf gemacht habe. Das machte die Sache definitiv unklar. Außerdem hatte ich *Big Brother* nicht gesehen, nur eine Sendung, in der Italiens berühmtester Talkmaster, Maurizio Costanzo, die so genannte tote Katze fragte, warum sie sich im Container an sämtliche Männer herangemacht und sie dann alle unverrichteter Dinge habe stehen lassen. Und warum es ihr egal gewesen sei, dass ihr Freund – Ex inzwischen – in Messina das alles habe am Bildschirm mitansehen müssen. Marina La Rosa antwortete ohne jede Empfindung, sie sei eben sehr jung und in solchen Dingen unerfahren. Dann rann eine völlig überraschende Träne über das reglose Gesicht, die sie nicht wegwischte, als der Kameramann darauf zoomte.

Interessant waren die heftigen Reaktionen im Studiopublikum. Die Frauen schnaubten angesichts der Träne sehr undamenhaft vor Empörung, verdrehten die Augen und buhten. Eine Zuschauerin sprang auf und schrie: »Die ist doch falsch von Kopf bis Fuß!« Die Männer schwiegen, sichtlich hingerissen. Es wäre, auch wenn man die männliche Urteilskraft in Sachen Frauen eher pessimistisch einschätzt, sicher ungerecht zu vermuten, dass alle Männer Marina La Rosa glaubten. Viel eher schien sie die Wahrscheinlichkeit zu entzücken, dass die junge Frau ihnen schamlos ins Gesicht log.

Ratlos rief ich Giampiero Mughini an. Mughini ist ein brillanter sizilianischer Autor, der bei den Themen Frauen und Fußball in derart maßlose Theatralik verfällt, dass er dauernd zu Talkshows eingeladen wird. Natürlich war er auch zum Thema Marina La Rosa bereits öffentlich in Verzückung geraten. In einer Fernsehsendung hatte er sie »göttlich« genannt.

»Mughini, was ist eine tote Katze?«

»Aaaaahhh!«, rief Mughini begeistert in den Hörer, »die ›gatta morta‹ ist eine Frau, die den Männern wehtut. Weh, weh, weh, hörst du? Sie liegt wie tot auf dem Fensterbrett. Aber kaum gehst du, du Mann natürlich, achtlos vorbei, zack, wischt sie dir eins. Mit ausgefahrenen Krallen. Dann stellt sie sich wieder tot und schaut an dir vorbei. Für einen Mann ist das von himmlischer Erotik: Noch bevor du sie zur Kenntnis genommen hast, signalisiert sie dir, dass sie zu allem bereit ist. Zu allem, verstehst du? Sie führt dich in sämtliche Versuchungen dieser Welt. Aber kaum reagierst du, zieht sie sich zurück. Sie gibt nichts, rein gar nichts. Sie lebt einzig und allein vom Begehren der Männer. Dass sie das Spiel führt, macht den Männern Angst und zugleich riesige Lust. Aber Gnade dem, der ihr verfällt. Er geht durch die Hölle.« Es folgte eine längere Pause, bevor er sagte, er wisse genau, wovon er rede. Er sei jahrelang toten Katzen verfallen.

Kaum hatte Mughini aufgelegt, wimmelte mein Kopf von toten Katzen. Die tote Partykatze, die einen Bekannten mit innigem Blick bat, sie nach Hause zu fahren, weil sie gerne mit ihm allein reden wolle. Und die sich an seinem Gestammel labte, denn seine Frau stand neben ihm, mundtot vor Ungläubigkeit. Die tote Bürokatze, die immer das Gespräch unterbrach, wenn der glatzköpfige Abteilungsleiter vorbeiging, um ihn sehr direkt anzusehen und dabei fein zu lächeln, als hätten sie ein Geheimnis. Und die immer noch lächelte, wenn sie weiterredete, weil sie wusste, welcher Film nun in seinem Kopf ablief. Die tote Do-it-for-me-Katze, der Männer in freudiger Erwartung eines Liebeslohns Wohnungen strichen, Winterreifen montierten und Steuererklärungen ausfüllten.

In einem Interview hatte die 23-jährige Marina La Rosa die Bandbreite ihres Interesses so formuliert: »Jugend ist keine Bedingung. Reife Männer haben einen eigenen Reiz. Und gut aussehen müssen sie auch nicht, solange sie Witz haben.« Merke: keiner zu alt und keiner zu hässlich, um der Aufmerksamkeit der toten Katze zu entgehen. Denn es kommt ja zu nichts, schon gar nicht zum Äußersten. Was natürlich nicht immer stimmt. Ausnahmen nähren die Hoffnung.

Dass Frauen entweder selber tote Katzen sind oder diese nicht leiden können, ist nicht besonders überraschend. Sie sind sich gegenseitig im Weg. Erklärungsbedürftiger ist die Tatsache, dass ein großer Teil der Männer, und nicht die schlechtesten, ein Leben lang anfällig sind auf die Marina La Rosas dieser Welt, die sie doch ein ums andere Mal am ausgestreckten Arm verhungern lassen.

Es muss daran liegen, dass auch ein unscheinbarer Mann überzeugt ist, er sei die Lösung, wenn eine Frau ihn Hilfe suchend anblickt. Oder begehrend. Oder so, dass er es für das eine oder andere hält, was relativ leicht zu bewerkstelligen ist. Aber das trauen uns Männer in ihrer Gutartigkeit nicht zu, dass Frauen diese Hilflosigkeit oder Begehrlichkeit jederzeit in den Blick legen können, wenn ihnen darum ist. Sie nehmen das sehr persönlich. Davon lebt die tote Katze.

Einem jungen Kollegen steckte in einer Bar eine sehr schöne Frau, die den ganzen Abend mit ihrem Freund am Tresen gesessen hatte, beim Hinausgehen einen Zettel in die Tasche. Darauf stand eine Telefonnummer und der Befehl: Ruf mich an! Drei Tage lang schlich er ums Telefon. »Ach so, du bist das«, sagte sie gelangweilt, als er anrief, »wenn du unbedingt willst, können wir ja einmal einen Kaffee trinken.«

Zwei Jahre lang hat er mit ihr Kaffee getrunken, ab und zu ein wenig knutschen dürfen und ihren vagen Andeutungen entnommen, dass sie auch anderweitig Kaffee trank. Dann hatte sie keine Zeit mehr. Er litt wie ein Teufel. Bis heute sagt er, eine aufregendere Frau habe er nie kennen gelernt.

Und jetzt erkläre mir jemand, wieso unsere Sprache für die tote Katze, die wir alle kennen, keinen Namen hat. Keifewörter wie Ratte, Luder oder Schlampe erzählen etwas über die Schimpfenden, das Objekt treffen sie nicht. Femme fatale? Meine Herren, ich bitte Sie. Ihre Faszination in Ehren, aber nur weil sie unerreichbar war, ist sie noch nicht Marlene Dietrich. Wie sagte Mughini über die toten Katzen seiner Vergangenheit: »Irgendwann haben sie alle einen Buchhalter geheiratet.«

CHERRY VANILLA

Speedy sitzt hinten im Taxi und redet ohne Punkt und Komma. »Das Restaurant ist ausgezeichnet, wirst sehen. Wundere dich nicht, wenn JT wenig redet. Erstaunlich, dass er dich überhaupt sehen will. Jeder denkt, er funktioniere normal, nur weil er ein so großartiges Buch geschrieben hat. Aber so ein Leben wie seins, das hinterlässt einfach Schäden. Er glaubt, dieser Erfolg könne den Schmerz heilen, aber das ist naiv. Gut, dass er Medikamente nimmt, sonst hat er Halluzinationen. Zu Hause haben wir alle spitzen Gegenstände versteckt. Hier, da hinten, da habe ich ihn zum ersten Mal gesehen.« Speedy deutet aus dem Taxifenster auf eine Straßenecke im Tenderloin District, dem Rotlichtviertel von San Francisco.

»Sie holt dich ab, ich steige erst später ein«, hatte JT LeRoy am Telefon gesagt, »aber Speedy kann dir alles über mich sagen. Sie kennt mich auswendig.« Lange Pause. Dann, sehr leise: »Tu mir einen Gefallen. Schau nicht zu mir herüber, wenn ich einsteige. Ich bin noch nicht zurechtgemacht. Speedy hat die Perücke und die Brille in der Tasche.«

Speedy heißt eigentlich Emily, ist rund, rothaarig und warmherzig und wohnt seit fünf Jahren mit JT LeRoy und Astor zusammen. Sie war Gassenarbeiterin, Astor war Stricher wie JT. Zu dritt haben sie einen 4-jährigen Sohn, dessen biologischer Vater Astor ist, was aber an JTs elterlicher Verantwortung nichts ändert. Zurzeit trägt Speedy ein Kind für ein lesbisches Paar aus. In San Francisco hebt wegen so etwas niemand die Augenbrauen. »Stopp, da vorne rechts steht er, dreh den Kopf nach links«, sagt Speedy freundlich. Die Autotüre schlägt zu. Geschäftigkeit auf dem Rücksitz. Speedy senkt die Stimme. »Die blonde oder die dunkle? Diese Sonnenbrille? Brauchst du einen Kamm? Willst du Lippenstift?« Antworten sind nicht zu hören. Nach ein paar Minuten schiebt sich eine Hand, nicht größer als die eines 10-Jährigen, zwischen den Vordersitzen durch und lässt eine Riesenpackung Toblerone in meinen Schoss fallen. »JT möchte dich jetzt begrüßen«, sagt Speedy.

Vor einem Jahr erschien JT LeRoys erster Roman, *Sarah*. Es ist die Geschichte der drogensüchtigen Prostituierten Sarah, die auf den großen Lastwagenparkplätzen West Virginias auf Kunden wartet. Vor allem ist es die Geschichte ihres 12-jährigen Sohnes Cherry Vanilla, der seine unstete, gewalttätige Mutter verzweifelt liebt. Schon früh hat Sarah ihren Sohn mit zu Freiern genommen, manchmal als Jungen, häufiger als Mädchen gekleidet und geschminkt, »weil fast alles auf der Welt einfacher ist, wenn man ein hübsches Mädchen ist«.

Sie hört damit auf, als die Freier ihrem Sohn mehr Aufmerksamkeit zu schenken beginnen als ihr. Aber da ist Cherry Vanilla bereits nicht mehr davon abzubringen, die beste Parkplatzhure West Virginias zu werden, noch besser als Sarah. Er verlässt seinen und Sarahs liebevollen Zuhälter Glad, wird bei dessen Konkurrenten Le Loup erst zur Ikone, dann zum Sklaven und kehrt schließlich zu Glad zurück.

Natürlich hat *Sarah* mit JT LeRoys Biografie zu tun. Seine Mutter Sarah war Prostituierte, 14-jährig, als er zur Welt kam. Vier Jahre lebte er bei Pflegeeltern, dann holte sie ihn zu sich. Sie lebten im Auto, ständig unterwegs, oder in Hotelzimmern, wenn die Freier großzügig genug waren. Manchmal verschwand Sarah monatelang mit einem Freier, der sich eine Frau auf Zeit leisten konnte. Dann brachten die Sozialarbeiter den kleinen Jeremiah, so sein Taufname, zu den strenggläubigen Großeltern, die ihn zu einem gottesfürchtigen Menschen zu prügeln versuchten, bis die Mutter wieder auftauchte. Als er 13 war, in San Francisco, verschwand Sarah und kam nicht mehr zurück. Vier Jahre später starb sie an einer Überdosis Drogen.

Stoff genug für einen Elendsroman. Wunderbarerweise ist *Sarah* genau das nicht: Opferliteratur. LeRoy erzählt ohne einen Funken Pathos, aber mit großer Zärtlichkeit und Souveränität. Es ist eindeutig, dass da jemand weiß, wovon er schreibt. Gleichzeitig ist die Geschichte so fantastisch, die schreckliche Komik so absurd, dass das Interesse, was daran wohl autobiografisch sein könnte, sich gar nicht erst einstellt. Die Frage, die man nicht loswird, ist eine andere: Wo nimmt ein 19-Jähriger – so alt war LeRoy, als er *Sarah* schrieb – mit einer derartigen Biografie diese liebevolle Distanz her? Wieso brüllt er nicht, wieso schlägt er nicht um sich?

Die Kritiker vergaben Gold. Der *Guardian* schrieb von einem »atemberaubenden Debüt«, warnte allerdings die Leser, das Buch sei nichts für Zartbesaitete. Die *New York Times Book Review* war beeindruckt von der »frischen Sprache und der niemals korrupten Seele« des jungen Autors. Dem Kritiker des *San Francisco Chronicle* drängte sich der Vergleich mit Charles Dickens auf, seiner Kollegin vom *Spiegel* ließ »die poetische Zärtlichkeit den Atem stocken«. Der berührendste Satz stand in *Newsweek*: »Mit 21«, schrieb das Nachrichtenmagazin über LeRoy, »hat er mehr verziehen, als die meisten Menschen je überlebt hätten.« Leider stimmt der Satz nicht. Aber davon später.

Mindestens so enthusiastisch wie die Literaturkritiker zeigten sich Künstlerkollegen: Sängerin Suzanne Vega pries den schrägen, dunklen Humor von *Sarah*, Courtney Love empfahl den Roman auf ihrer Website. Shirley Manson schrieb für ihre Band *Garbage* den LeRoy gewidmeten Song *Cherry Lips*. Tom Waits, von *Vanity Fair* für ein Interview mit dem jungen Literaturstar angeheuert, lobte ihn als Ausnahme unter all denen, »die schlecht schreiben und damit die Qualität unseres Leidens kaputtmachen«. Leiden allein genüge nicht, antwortete JT LeRoy. Auch das fürchterlichste Leben lasse einen gleichgültig, wenn es fürchterlich beschrieben sei. Gus Van Sant, Hollywoods einziger offen schwuler Erfolgsregisseur (*My Own Private Idaho*, *Good Will Hunting*) sicherte sich die Filmrechte an *Sarah*.

Mit Ausnahme Van Sants hat keiner der prominenten Fans LeRoy je zu Gesicht bekommen. Und auf Bildern trägt LeRoy riesige Frauenperücken und so große Brillen, dass praktisch nichts von seinem Gesicht zu sehen ist. Das einzige Foto von ihm ohne Kostümierung sieht man sekundenlang auf seiner Website. Es zeigt, von unten aufgenommen, einen blonden, langhaarigen Jungen, scheinbar mittelgroß. In Wahrheit ist JT LeRoy nicht größer als einssechzig. Fehlernährung als Kind, sagt Speedy. Das T in seinem Vornamen steht für Terminator. So verspotteten sie ihn auf dem Strich, weil er eine solche Miniatur von Mensch war.

Wer ihm vorgeworfen hat, sich durch die Maskeraden interessant machen zu wollen, denkt in Kategorien von Selbstbestimmung, die JT LeRoy nicht offen stehen. Was aussehen mag wie Starallüren, ist nackte, elende Angst. Es gibt außerhalb seines Zuhauses wenig, wovor er keine Angst hat, deswegen geht er kaum vor die Türe. Mit 17, als eine seiner ersten Kurzgeschichten erschien, wurde er zu einer Buchlesung eingeladen. Er war so begierig auf die Anerkennung, dass er dachte, die Angst werde sich irgendwie verflüchtigen. Auf dem Podium übergab er sich vor Panik. Das Publikum hielt es für eine Performance.

Wenn man nicht darauf besteht, JT LeRoy sehen zu wollen, ist es leicht, mit ihm zu kommunizieren. Er mailt mit Leidenschaft, ist mit Dutzenden von Leuten ständig in Kontakt. Die gemailte Bitte um ein Interview beantwortet er mit einem Telefonanruf. Seine Stimme ist hell und anfangs kaum zu verstehen. »Ich kann nicht jemandem gegenübersitzen und ein Interview geben«, sagt er, »dazu bin ich zu verwundbar. Aber am Telefon kannst du mich fragen, was du willst.« Die Stimme wird mit jedem Satz fester.

Als Sarah ihren Sohn endgültig verließ, war JT ein obdachloser Stricher und meistens auf Drogen. Er schluckte, was er bekommen konnte, um den Schmerz zu betäuben. Ein Junkie war er nie. Speedy, die ihm damals in Tenderloin immer wieder begegnete, konnte nicht erkennen, ob er ein Junge oder ein Mädchen war. Manchmal trug das brandmagere kleine Geschöpf eine Perücke. Wenn man ihn ansprach, hielt er den Kopf gesenkt, meist ging er mitten im Satz weg. Er selber sagte keinen Ton. Er war, sagt sie, eines dieser Kids, um die alle Sozialarbeiter einen Bogen machen, weil sie nicht mehr erreichbar sind. Zu lange auf der Straße, zu hart geworden.

LeRoy hasst Sozialarbeiter. »Straßenkids sind wie wilde Tiere. Kein Mensch geht auf Safari und sagt zu einem wilden Tier: ›Friss mir aus der Hand.‹ Aber in diesen Obdachlosenheimen versuchen sie dauernd, einen durch den Reifen springen zu lassen.« Ihre Verständnislosigkeit für seine Wirklichkeit war ihm unerträglich. Aber auch das Leben auf der Straße war nicht mehr auszuhalten. Nicht nur Speedy wusste nicht, was er für ein Geschlecht hatte. Er wusste es genauso wenig, weiß es bis heute nicht. »Ich experimentiere. Manchmal schminke ich mich, manchmal nicht. Ich bin beides, ich bin mit dieser Verwirrung aufgewachsen.« Am allerliebsten, sagt LeRoy, hätte er gar kein Geschlechtsteil, »nur eine harte Plastikfläche, wie die Barbie-Puppe. Ich hatte Sex genug für mein ganzes Leben.«

Gewaltlosen Sex kann er nicht verstehen. Dass jemand durch Zärtlichkeiten angeturnt werden kann, ist ihm ein Rätsel. »Wenn ich im Fernsehen einen Mann und eine Frau im Bett sehe, die sich umarmen, denke ich, hey, und wann schlägt er zu?« Sarahs Fäuste, Großvaters Hiebe, der Missbrauch der Freier – Aufmerksamkeit war immer an Schmerzen gekoppelt. Seit ihn niemand mehr schlägt, zahlt er manchmal dafür, dass ihn irgendein Sadomaso-Profi windelweich prügelt. Danach geht es ihm miserabel.

Damals, mit 13, wollte er nur noch Ruhe. Ruhe vor der Erinnerung, Ruhe vor den Stimmen im Kopf, die ihn anschrien, er sei nichts wert. Was ihn abhielt, sich umzubringen, war die Drohung der Bibel, die der Großvater ihm eingebläut hatte, dass Selbstmörder auch nach dem Tod nie zur Ruhe kommen. Er suchte jemanden, der ihm sagte, es sei o. k., Schluss zu machen. Der Sozialdienst schickte ihn zum Psychiater.

Dr. Terry Owens sagte nicht, es sei o. k., sich umzubringen. Er schlug vor, LeRoy solle jeden Tag kommen, auch wenn er auf Drogen sei. Irgendwann sagte er, er brauche Material für angehende Therapeuten und Sozialarbeiter.

Ob LeRoy nicht aufschreiben könne, wie ein Straßenkid lebe.

LeRoy war voller Geschichten. »Ich habe in meinem Kopf vieles, was mir passierte, zu Geschichten gemacht, die ich mir dann selber erzählte, und zwar so, dass ich nicht mehr vorkam.« Ein Tagebuch hatte er seit Jahren. Und wenn der Großvater Befehle gegeben hatte wie: »Schreibt eine Szene: Jesus trifft Moses«, waren seine Aufsätze immer die lebhaftesten gewesen. Er schrieb, wo er konnte, in den Parks, in den Wohnungen der Freier, die ihn nach Hause nahmen, in Hotelzimmern, die sie spendierten. Schreiben machte ihn ruhig. »Es ist, wie mit einem Skalpell ins Herz zu stechen, um die Kugel aus dem Einschussloch zu holen«, sagt er, »es tut weh, aber das mag ich.« Er nahm weniger Drogen, weil er auf Drogen nicht schreiben kann. Seine Geschichten wurden herumgereicht. Mit 17 hatte er eine Agentin und einen Buchvertrag in der Tasche, aber noch immer kein Zuhause.

Vor zwei Monaten sind jene ersten Geschichten auf Englisch unter dem Titel *The Heart Is Deceitful Above All Things* erschienen. Sie sind autobiografischer als *Sarah*, distanzloser und gelegentlich von fast unerträglicher Grausamkeit. Damals wollte LeRoy sie nicht veröffentlicht haben. »Sie sind sensationell, wie auch meine Geschichte sensationell ist. Aber ich wollte nicht der Vorzeigeautor für elende Kindheit werden. Mein Buch sollte bestehen können, ohne dass meine Biografie wichtig ist. Heart konnte das nicht.« Er tat sich mit dem Entscheid einen guten Dienst.

Trotz Buchvertrag schrieb er zwei Jahre lang keine Zeile. Als er 18 war, zog er mit Speedy und Astor zusammen in ein besetztes Haus im Tenderloin, mehr aus Gelegenheit als aus Freundschaft. Er ging nicht mehr auf den Strich, verdiente höchstens gelegentlich mit Telefonsex etwas dazu. Manchmal verschwand er tagelang. Er nahm immer noch Drogen. Owens ließ ihn immer wieder für einen Entzug ins Krankenhaus einweisen, damit er wieder zu Kräften kam. Als Speedy schwanger wurde, verbot sie ihm, zu Hause Drogen zu nehmen. »Ja, das darf ich«, sagt sie, »diese Mutterrolle verlangt er eindeutig von mir.« Die Umstellung auf Familie sei ihm wahnsinnig schwer gefallen, sagt LeRoy. »Wenn Dinge zu gut gehen, werde ich nervös. Dann muss ich sie kaputtmachen, damit es wieder schlecht läuft, das ist mir vertraut.« Speedy sagt, manchmal reize er sie bis zur Weißglut, um bestraft zu werden. Es sei dann wirklich schwer, ihn nicht zu schlagen, was genau das sei, was er wolle. Manchmal schickt sie ihn weg in sein Zimmer. Wenn er verzweifelt ist, brennt er sich Löcher in die Haut oder schneidet sich in Bauch und Beine. »Er hat andern mehr verziehen, als die meisten Menschen je überlebt hätten«, müsste der Satz in *Newsweek* heißen. Sich selber hat JT LeRoy nie verziehen, dass ihn Mutter, Großvater und Freier so viel prügeln mussten.

In einer seiner Kurzgeschichten beschreibt LeRoy seine Reaktion, als Sarah ihn einmal unerklärlicherweise nicht schlug, nachdem er ihre Weinflasche auf den Boden hatte fallen lassen: »Ich nahm eine Scherbe und fuhr mir damit leicht über den Bauch, bis es blutete, nur so, um alles im Gleichgewicht zu halten.« Inzwischen, sagt LeRoy am Telefon, schneide er sich nicht mehr so oft wie früher. Aber wenn er sich vom Schreiben zu weit entferne, verliere er schnell den Boden unter den Füßen. *Sarah* schrieb er vor zwei Jahren in wenigen Monaten und wusste sofort, dass es ein gutes Buch war. Er war stolz darauf, »und glaub mir, stolz zu sein, ist für mich eine ziemliche Leistung«. Obwohl der Roman in New York und Los Angeles mehrere Wochen auf den Bestsellerlisten stand, hat er seit dem Vorschuss noch keinen Cent bekommen. Manchmal weiß er nicht, wie er die Telefonrechnung bezahlen soll, bis die Tantiemen endlich ausgezahlt werden. Den Schredder, den er neulich dringend brauchte, hat ihm ein Freier geschenkt.

»Du kannst übrigens nach San Francisco kommen, wenn du willst«, sagt er unvermittelt während eines Telefongesprächs, »wir könnten mit Speedy essen gehen.« Seine Stimme klingt unsicher. »Es fällt mir schwer, jemandem in die Augen zu schauen, dann wird es oft laut in meinem Kopf. Aber ich mache Fortschritte. Ich glaube, ich bin eine freundliche Person.«

So viel Vorgeschichte im Kopf und eine Toblerone auf dem Schoß können befangen machen. Speedy überbrückt souverän. »Dreh dich ruhig um, JT sieht entzückend aus«, ruft sie. LeRoy trägt eine platinblonde Perücke, von der ihm dicke Strähnen über die Augen fallen. Was dazwischen zu sehen wäre, verdeckt eine schwarze Sonnenbrille, die ihn aussehen lässt wie eine Fledermaus. Der hellrosa geschminkte Mund formt einen Laut, der nicht hörbar ist, die kleine Hand hebt sich zu einem hastigen Winken. Er drückt sich so ängstlich gegen die Rückenlehne, als wolle er sich einen Fluchtweg zum Kofferraum freipressen. Kaum im Restaurant angekommen, verschwindet er mit Speedy in der Damentoilette.

Überraschenderweise wird es ein gemütlicher Abend. Überraschenderweise, weil JT LeRoy nicht wenig sagt, sondern gar nichts. Vielmehr: nichts, was dem ungeübten Ohr zugänglich ist. Manchmal flüstert er Speedy ein Wort zu, was sie in ganze Sätze übersetzt. Manchmal stellt er tonlos eine Frage, die sie ihm von den Lippen liest. Dafür fordert er immer wieder mit lebhaften Handbewegungen auf, von seiner Suppe zu kosten, vom Gemüse, vom Apfelkuchen. Als er die schwarze Fledermausbrille gegen ein rosa getöntes Modell austauscht, hinter dem man die Augen sehen kann, nickt Speedy zufrieden. Abend gelungen. Im Taxi legt er Perücke und Brille in Speedys Tasche zurück. Er ist mit jemandem verabredet, der ihn als Mann kennt. »Um zwei bist du zu Hause«, sagt Speedy, »und keine Drogen, versprochen?« Yeah, flüstert er, und bye, als er aussteigt. Draußen auf dem Trottoir geht ein kleiner Junge mit einer Baseballmütze und einem merkwürdig erwachsenen Gang vorbei. Speedy behauptet, es sei für LeRoy ganz normal, dass er vor Fremden erst einmal keinen Ton herausbringe. »Das war lustig«, sagt er am nächsten Tag am Telefon, »aber jetzt brauch ich mindestens fünf Tage, um mich zu erholen.«

Eine Woche später eine Jubelmail: »I did it! I did it!« Bei einer Lesung in San Francisco hat er es geschafft, eine seiner neuen Kurzgeschichten bis zur Hälfte vorzulesen. Dann, schrieb er, habe er so gezittert, dass ein befreundeter Autor für ihn habe weiterlesen müssen. Erwartet hatte ihn niemand. Der Überraschungsgast wurde als Ms Veronica Cartwright präsentiert. So heißt die Heldin der Fernsehserie *Lost in Space*. Ich dachte, schrieb LeRoy, das sei ein guter Name.

ZUSAMMEN FREMDGEHEN

»Verantwortungsvolle Nicht-Monogamie«, stand im Programm. Es klang wie eine Verheißung. Die Quadratur des Kreises. »Zu unserem Kongress kommen nur Paare«, hatte Veranstalterin Holly Adams am Telefon gesagt, »Anfänger und Erfahrene. Die meisten Leute stellen sich unter Swingen etwas furchtbar Liederliches vor, dabei gehen wir sehr verantwortungsvoll fremd. Sie werden sich wohl fühlen.«

Hotel »Sheraton«, Tampa, Florida. Die Empfangsdame am Kongress-Schalter »Visions 97« händigt den Neuankömmlingen ihre Namensschilder aus. Darauf steht nicht nur der eigene Vorname, sondern auch der des Partners oder der Partnerin. Die 288 »Visions«-Paare belegen die weitläufige Hotelanlage nahezu vollständig. Für die Hälfte von ihnen ist es die erste Begegnung mit der erklärten Promiskuität, die in den USA Lifestyle oder Swinger-Szene heißt.

Seit sich in den Sechzigerjahren die Hippies um die Befreiung der Sexualität bemühten, nimmt die Zahl der Lifestyler oder Swinger in Amerika und Europa konstant zu. In den USA schätzt man die Zahl der swingenden Singles und Paare inzwischen auf zwei bis drei Millionen. Neben sechs jährlichen Kongressen – der größte mit jeweils 3 500 Besuchern findet im August im kalifornischen Palm Springs statt – gibt es 350 registrierte Paarklubs und Tausende von Privaten, die in ihren Häusern regelmäßig Swing-Partys veranstalten, bei denen von Tanz bis Partnertausch alles stattfinden kann.

Man erkennt die Neuen sofort. Sie klammern sich heftig an ihre Partner. Wie Richard und Vicki aus North Carolina, beide knapp 30. Richard ist eigentlich ein Bild von einem Mann, aber viel zu forsch vor Nervosität. Vicki ist klein, dick, blond und selbstbewusst. Richard hat ihr das Kongresswochenende zum achten Hochzeitstag geschenkt. Sie war sprachlos, aber jetzt ist sie deutlich ruhiger als ihr Mann. »Hello Beauty«, sagt Richard zu allen Frauen, während er Vickis Hand festhält. Vicki lächelt gequält.

In der Hotelsuite 307 geben Rita und Nick aus New Jersey, beide Mitte 50 und Betreiber eines Swing-Klubs, einen Willkommensempfang für neue Paare. An die fünfzig Leute, Altersdurchschnitt etwa 35, drängen in den Raum, ein Teil der Frauen in Leopardenblusen und Miniröcken oder Satinshorts. Die Männer tragen fast alle Bermudas, T-Shirts, Socken und Turnschuhe. Eine blasse junge Frau im dunklen Trägerkleid versucht sich hinter ihrem Mann zu verstecken. Nick fragt: »Ist hier etwa jemand aufgeregt?« Lautes Gelächter.

Das Wichtigste beim Lifestyle, sagt Nick, ist Freundschaft. Erst schließt man Freundschaft, dann macht man Sex, nie umgekehrt. Lifestyle bedeute zu neunzig Prozent Kommunikation. Und keiner müsse irgendetwas, was er nicht wolle. »Denkt daran, Nein bedeutet Nein. Sagt es so nett wie möglich, aber sagt es deutlich.«

Die Leute sehen sich verdutzt an. Freundschaft war nicht das Thema, das sie erwarteten. »Well, Nick«, sagt Gary, »wir sollten den Leuten schon sagen, dass es hier auch Sex gibt.« Gary ist Lifestyler seit den Sechzigerjahren, als es den Namen noch gar nicht gab. »Lifestyle«, sagt er, »ist weder eine Religion noch eine Philosophie. Es ist ein

Spaß, sonst nichts. Und es ist billiger als auswärts essen.«

Dass der Mensch psychisch und biologisch nicht für die Monogamie geschaffen ist, beweisen Umfragen seit Jahrzehnten. Die Zahl derer, die einen Seitensprung eingestehen, bewegt sich je nach Land und Erhebung in den westlichen Industrienationen zwischen dreißig und achtzig Prozent. Die Aussagekräftigkeit solcher Umfragen ist unter Wissenschaftlern umstritten, weil Männer außereheliche Sex-Erlebnisse erfahrungsgemäß nach oben, Frauen nach unten korrigieren. Tatsache aber ist, dass die Mehrheit der Menschen am Treueglöbnis scheitert und nur noch eine Minderheit am Treuebruch verzweifelt: Lediglich 26 Prozent der Schweizerinnen und Schweizer halten einen Ehebruch für unverzeihlich. Auf die Ehrlichkeit der Seitenspringer hingegen wird Wert gelegt: 58 Prozent wollen von der Untreue des Partners erfahren.

Nach dem Nachtessen steht der »Kennenlern-Tanz« im großen Ballroom auf dem Programm. Carmen aus Arizona hat ihren ersten Auftritt. Carmen ist 76, trägt einen türkisfarbenen Pailletten-Mini und eine durchsichtige Bluse. Sie tanzt zu »Macarena«, besser als die meisten jungen Frauen. Die Leute klatschen ihr zu, viele kennen sie von früheren Kongressen. »Diese Frau ist einfach wunderbar«, sagt der ältere Herr auf dem Nebenstuhl. Es ist ihr Ehemann.

Wayne und Carol sind für den Kongress aus Toronto eingeflogen. »Wir kamen zu Lifestyle wie fast alle hier«, sagt Carol, »sechs Jahre verheiratet, tolle Beziehung, aber kein Feuer mehr im Bett. Wir mochten uns zu gern, um den andern zu betrügen. Seit wir swingen, bekomme ich wieder genug Selbstbestätigung. Er auch. Das macht ihn sehr attraktiv.« Sie holt einen Drink, Wayne findet eine

Tanzpartnerin, die er bereits kennt. Er küsst sie und massiert beim Tanzen ausgiebig ihren Hintern. Es wirkt eher gemütlich als erotisch.

Um elf ist die Tanzfläche halb leer, einige Paare plaudern an den Tischen. Wo sind die anderen? Wo ist der Lifestyle? »Sucht in den Hospitality Suites«, sagt Carmen.

Die Hospitality Suites sind sechs offene Suiten in einem Seitentrakt des Hotels, die von der Kongressorganisation zur allgemeinen Benützung eingerichtet wurden. Zwei davon sind Aufenthaltsräume mit Snacks und Getränken, je einer für Raucher und Nichtraucher. Zwei sind so genannte Orgien-Räume mit ausladenden Liegeflächen, in zwei weiteren sind diverse Geräte, darunter ein Gynäkologenstuhl, zur öffentlichen Individualbefriedigung bereitgestellt.

Sie werden rege genutzt. Die nackte Trudy, 29, blond und makellos wie ein Model, hat ihre Beine in zwei von der Decke baumelnde Ringe gesteckt und bietet sich den Händen und Blicken der Umstehenden dar. Ihr Ehemann Dave sieht zu, wie eine junge Frau niederkniet und ihr Gesicht zwischen Trudys Beinen vergräbt. Etwa ein Dutzend weibliche und männliche Zuschauer stehen schweigend im Halbkreis, manche haben den Arm um ihre Partner gelegt. Die meisten Frauen tragen durchsichtige Bodys, die Männer Boxershorts oder G-Strings, die hier »Anal Floss« heißen.

Im gedämpften Licht der Orgien-Suiten vergnügen sich etwa ein Dutzend Paare fast ohne Zuschauer. Es ist feucht wie in einer Sauna und erinnert an Massenlager. Die meisten Paare vergnügen sich zu zweit; was zu sehen ist, hat viel mit dem eigenen Schlafzimmer und wenig mit orgiastischen Ausschweifungen gemein: etwas einfallsloser, etwas hastiger Sex. Aus der Suite mit dem Gynäkologenstuhl dringt weibliches Stöhnen.

In den Aufenthaltsräumen machen sich die vom Live-Sex überforderten Neuankömmlinge über die Snacks her, die Aktiven pausieren mit einem Becher Cola light in den Sofas. Es wird wenig Alkohol getrunken, die Beeinträchtigung der Standfestigkeit ist gefürchtet. Nach zwei Kongresstagen und -nächten zeigt sich, dass die Gesichter in den Hospitality Suites immer die gleichen sind, vielleicht fünfzig oder sechzig. Die übrigen fünfhundert Kongressteilnehmer, weniger exhibitionistisch oder voyeuristisch veranlagt, ziehen ihre Hotelzimmer vor.

Zu glauben, das Wilde am Swingen sei der Sex, ist ein Denkfehler der Lifestyle-Laien. Das wirklich Aufregende passiert viel früher. Es geschieht in dem Moment, in dem ein Partner dem andern eingesteht, dass der eigene Kopf wimmelt von ungelebten Sex-Fantasien, dass der vertraute Beischlaf nicht ausreicht, die Fantasien zu besänftigen. Und dass man das, was an den Fantasien lebbar wäre, als Paar leben möchte.

Gegen die Intimität eines solchen Vorschlags kommt kein Dreier, kein Vierer, kein Fünfer an. Wenn der Partner nicht kategorisch ablehnt, setzt die Vorstellung, gemeinsam fremdzugehen, eine Auseinandersetzung in Gang, die nicht nur den Kopf anregt.

Im Seminar »For Ladies Only« sind die Frauen unter sich. Nicht einmal zwanzig sind gekommen, die meisten sonnen sich lieber am Pool. Kongress- und Seminarleiterin Holly Adams, deren Intelligenz ebenso beeindruckend ist wie ihr tiefes Lachen, hastet verspätet im gelben Bikini herein. Die Frauen stellen sich kurz vor. Sally, wie ihr Mann Joe noch keine 30, ist zum ersten Mal unter Lifestylern.

»Holly«, sagt sie leise, »ich habe Angst, meinen Mann zu verlieren, wenn er mit einer andern schläft.« »Dann sag ihm das«, antwortet Holly, »und sag ihm auch, er soll es nicht tun, solange du nicht auch mit einem anderen Mann schlafen willst. Wer langsamer ist, bestimmt das Tempo. Und möglicherweise möchtest du es überhaupt nicht. Lifestyle ist nicht für alle das Richtige. Wichtig ist, dass du dich zu gar nichts drängen lässt.«

Lifestyle-Paare müssen sich, lernen die Anfänger, unbedingt eigene Regeln geben. Für die einen ist das Küssen Dritter tabu, für andere Oralverkehr. Manche Paare wollen stets im selben Raum bleiben, andere nicht mitansehen, wie sich der Partner oder die Partnerin vergnügt. Die Abmachung, dass alles außer Penetration erlaubt sei, ist vor allem bei Neu-Lifestylern verbreitet. »Später«, sagt Rita mit zwölfjähriger Erfahrung in geteilter Nicht-Monogamie, »baut man Regeln nach und nach ab. Aber es braucht Zeit, herauszufinden, was beiden Spaß macht und was sie nicht verkraften.«

Die Befürchtungen der Unerfahrenen, sie könnten alleine sitzen bleiben, während ihr Partner mit einer Traumfrau loszieht, werden von den Erfahreneren zerstreut: »Das ist eine der wenigen Regeln«, sagt Patty, Lifestylerin seit fünfundzwanzig Jahren, »die ein Paar unbewusst befolgt, wenn es sich gemeinsam zur Nicht-Monogamie entschließt.« Keiner geht einfach weg, ohne auf den anderen zu achten. Man wartet, bis auch der Partner Gesellschaft hat.

»Ein Jammer, dass solche Regeln nur unter Lifestylern verbindlich sind«, sagt die Zürcher Paartherapeutin Elisabeth Wirz, »Rücksicht müsste eigentlich für jedes Paar gelten.« Das Verheerende an Seitensprüngen, die ans Licht kommen, ist nach ihrer Erfahrung nicht die Sexualität mit Dritten, sondern die Tatsache, dass sie ohne Regel und Selbstkontrolle stattgefunden haben. Die Paar- und Familientherapeutin Rosmarie Welter-Enderlin ist gleicher Meinung: »Es ist nicht die Untreue an sich, sondern der schlechte Stil, die Geheimniskrämerei, die eine Beziehung kaputtmachen.«

Lifestyle ist nichts für Paare in der Krise. »Sich gegenseitig sexuelle Freiheit zu gewähren«, sagt Carol, »erfordert ein solides Fundament an Vertrauen. Wer swingend seine Beziehung retten will, erleidet Schiffbruch.« Lifestyle bedeutet ein kontinuierliches Paargespräch, denn die Eifersucht kommt unweigerlich. Am ersten Abend, erzählt einer der Security-Männer, die im Hospitality-Trakt stets präsent sind, habe ein Neuankömmling seine Frau verprügeln wollen, die sich seiner Meinung nach zu sehr amüsiert habe. Die Security habe sofort eingegriffen, das Paar sei abgereist.

»Das Paar-Swingen«, sagt Lifestylerin Fonda, »ist eine Männerfantasie, die leicht Frauenrealität wird.« In der Regel seien es die Männer, die, verführt von der Vorstellung, ohne Schuldgefühle fremdgehen zu können, ihre Frauen zum Swingen überreden. »Dabei vergessen sie, dass ihre Frauen auch auf den Geschmack kommen könnten.« Genau das aber geschieht in der Regel. Haben Frauen einmal erlebt, dass ihre Regeln respektiert werden, macht ihnen Lifestyle so viel Spaß, dass ihre Männer gelegentlich Probleme bekommen.

Tatsächlich sind die männlichen Gäste des »Sheraton« Frauen gegenüber auffallend respektvoll. Nach der Anspannung des ersten Tages fühlen sich die Neuankömmlinge zusehends behaglicher. Spricht man mit Paaren, fällt auf, wie selbstverständlich sie den Partner in ihre Überlegungen einbeziehen.

Swinger-Sex, auch Recreational Sex, Erholungssex, genannt, hat klare Grenzen. Er soll ein Körpervergnügen sein, mehr nicht. Gefühle müssen unter Kontrolle gehalten werden, was nur Lifestyle-Laien unnatürlich erscheint. »Ihr vergesst, dass hier niemand Liebe sucht, weil er die bereits hat«, sagt Rita. »Und der Mensch, den man liebt, ist in der Nähe.« Natürlich kommt es vor, dass sich jemand verliebt und eine Beziehung zerbricht, »aber nicht häufiger als unter nicht swingenden Paaren.« Lifestyler lassen sich in den USA nur ein Drittel so häufig scheiden wie scheinbar oder wirklich monogam lebende Ehepaare. »Übrigens«, sagt die attraktive Rita, »habe ich hier bisher außer mit meinem Mann mit niemandem geschlafen. Ich sehe keinen, der mich anzieht.«

Eheberater raten bei erotischer Funkstille in der Regel nicht nur zum offenen Gespräch über eigene Wünsche, sondern durchaus auch zu Reizwäsche oder Sexfilmen. Zur gemeinsamen Nicht-Monogamie raten sie nie. »Der Grund ist ganz einfach«, sagt Therapeutin Elisabeth Wirz, »wir wissen hier wenig darüber. Aber die Vorstellung, die Sexualität von der Beziehungsidee zu entfrachten und als Spaß zu genießen, ist spannend. Denn der romantische Liebesteil der Sexualität ist zwar wunderschön, aber nicht alle Beziehungen sind romantischer Natur.«

Pfarrer David Hutchinson hält ein Seminar über Christentum und Lifestyle und erklärt, warum Swingen wahre Liebe zu Gott bedeutet. Es interessiert nur drei Paare. Beim Seminar von Domina Diamond, das eine sanfte Einführung in sadomasochistische Praktiken vermittelt, sitzen die Leute auf dem Boden, weil die Stühle nicht ausreichen.

Jim und Peggy kommen zum Abschlussball in den Ballroom, sehr langsam. Peggy hat seit ihrem Hirnschlag Mühe, ihre Bewegungen zu koordinieren. Jim ist bei einem Autounfall vor 12 Jahren fast ganz erblindet.

»Wir sind seit fünfzehn Jahren dabei«, sagt Jim. »Am Anfang war der Sex sehr wichtig, dann die Freundschaften. Jetzt, wo Peggy nicht mehr mit andern Männern gehen kann, ist es für mich selbstverständlich, dass ich auch nichts mehr mit anderen Frauen habe. Aber wir mögen diese Leute hier. Sie sind keine verlogenen Heuchler wie die meisten in diesem bigotten Land.« Peggy nickt.

DIE ADILETTE

Nichts ruiniert das männliche Auftreten brutaler als das Tragen von Adiletten. Kaum hat der Mann sie an den Füßen, geht er, als habe er die Hosen voll. Die blauweißen Schlappen zwingen zur Breitbeinigkeit, ob er will oder nicht. Außerdem verkommt seine Leichtfüßigkeit, so dynamisch er in normalem Schuhwerk auch wirken mag, mit der Adilette zwangsläufig zum geräuschvollen Schleifschritt. Denn weitaus einfacher, als die Schlappen bei jedem Schritt an die Fußsohlen hochzuklappen, ist es, die Füße gar nicht erst zu heben. Also lässt der Mann sie unten.

Das daraus resultierende Schlurfen bewegt Tausende von Frauen, die Scheidung einzureichen. Nicht, dass ihnen die Adilette als Scheidungsgrund bewusst wäre. Sie nehmen einfach wahr, dass der federnde Mann, den sie einmal geliebt haben, zum traurigen Latscher geworden ist. Und auch der fortgesetzte Anblick gerillter Fußnägel, den die Adilette großzügig freigibt, setzt der Liebe häufig zu.

Das hatte Adi Dassler nicht gewollt. Als der deutsche Adidas-Gründer in den siebziger Jahren kurz vor seinem Tod die blauen Schlappen entwarf, hatte er einzig die Gesundheit deutscher Fußballer im Sinn. Er wollte sie vor den Pilzsporen bewahren, die in den Duschkabinen lauerten. Deutschlands Fußballer und andere häufige Benutzer von Gemeinschaftsduschen verdankten die neue Latsche mit regem Gebrauch. Die Adilette in der Sporttasche wurde so selbstverständlich wie die Seife und das Handtuch.

Angesichts des Erfolgs beeilte sich der Sportartikelkonzern, das verkaufsträchtige Produkt ins übrige Europa zu exportieren. Als sich auch außerhalb Deutschlands Begeisterung über die neuen Badelatschen abzeichnete, wurde die Adilette weltweit in ihrer Standardversion vertrieben: blau mit blauer, von drei weißen Streifen durchzogener Bandage.

Doch auf ihren Einsatz in Nasszellen ließen sich die Schlappen nicht beschränken. Bereits wenige Jahre nach ihrer Entwicklung fassten sie – völlig zweckentfremdet – auch in heimischen Gefilden Fuß. Seither reißen die aus weiblicher Sicht erschütternden Erfolgsmeldungen aus dem Hause Adidas nicht mehr ab. Allein in den letzten fünf Jahren haben sich die Verkaufszahlen der Adiletten verdoppelt. Einzig in Frankreich ist der Absatz schleppend. Konkrete Zahlen will Adidas der Konkurrenz wegen nicht nennen, aber seit einem Jahr herrsche ein auch der Firma unerklärlicher Boom, vor allem in den USA. Dort sind die Polyurethan-Schlappen mit den drei Streifen der letzte Modeschrei und werden als Freizeitschuhe für die Straße und den Ausgang in die Disco getragen.

In der Schweiz, sagt Adidas-Pressesprecher Philipp Elvedi, sei das weniger der Fall. Hier sei die Adilette vor allem als Bade- und Hausschuh in Gebrauch. Etwas über hunderttausend Paare, diese Zahl lässt er sich dann doch abringen, seien bislang abgesetzt worden. Hunderttausend Schlurfer auf eidgenössischem Boden! Elvedis für Schlappenhasserinnen niederschmetterndes Fazit: »Bei den Schweizern gehört die Adilette an den Fuß wie die Ovo auf den Frühstückstisch.«

Die Schweiz wurde als einziges Land der Welt mit einem Sondermodell beliefert. Dort ist die Adiletten-Bandage weiß, das Streifentrio blau, Kaufpreis 29.90 Franken. Teurere Ausführungen in schwarzweiß, mit genopptem Fußbett oder Klettverschluss auf der Bandage folgten. Aber das Urmodell mit dem Originalstatus ist die mit Abstand meistverkaufte Adilette. Beworben wurde das Produkt übrigens nie, was kein Zufall ist. Wieso sollte der Konzern mit dem sportiven Image seine PR-Champions als schlurfende Models vorführen? Die Konkurrenz hält es genauso. Weder Adidas-Rivale Nike noch der Modekonzern Tommy Hilfiger, dessen Modelle zurzeit in den USA ähnlich begehrt sind wie Adiletten, rühren für ihre Latschen die Werbetrommel.

Speziell für Frauen wurden mangels Nachfrage nur 15 Prozent des heutigen Adiletten-Angebots entwickelt. Der Rest sind Männer- oder Unisex-Modelle, an denen sich Käuferinnen kaum vergreifen. Daraus ist mit vertretbarer Wahrscheinlichkeit zu schließen, dass Frauen die Schlappen weitgehend nur zu dem Zweck benutzen, den Adi Dassler ihnen zudachte: um sich in öffentlichen Duschen vor Pilz, sonstigem Dreck und Ausrutschern zu schützen. Anders die Männer. Damit, dass sie die blauweißen Treter als Hausschuhe tragen, beweisen sie einen Mut zur ästhetischen Unbekümmertheit, der Frauen immer ein Rätsel bleiben wird.

Nun gibt es auch anderes Schuhwerk, das optisch eine Zumutung ist und außerdem den Gang seines Trägers verhunzt. Sandalen zum Beispiel, oder Birkenstöcke. Aber gerade die Träger von Letzteren sind häufig nur bedingt dafür verantwortlich zu machen, dass ihnen das Fußbett wichtiger ist als die Gesamterscheinung. Sie bekamen von gesundheitsbewussten Müttern bereits als Kleinkinder podologisch Wertvolles um die Füße geschnallt. Daher fühlen sie sich bis heute durch das weibliche Geschlecht in ihrer Schuhwahl legitimiert.

Aber das erklärt nicht das Rätsel des männlichen Hangs zur Adilette. Niemand hat warme Kindheitserinnerungen an sie, weil Kinder in Adiletten stolpern und sich das Genick brechen und deswegen keine bekommen. Mithin kann sich niemand hinter Mutters Geschmack verstecken. Warum also entscheidet sich der Mann in jenem doch ziemlich reifen Alter, in dem er freiwillig Hausschuhe zu tragen beginnt, für Latschen, die ihm die Grazie eines Sandsacks verleihen?

Um Antwort wird dringend gebeten.

MACH EINEN ÖLWECHSEL, MENSCH!

Es ist nichts Lächerliches an Bob Jones. Er trägt Legeres elegant und geht schnell, wie viele kleine Männer. Sein Lächeln ist freundlich, sein Gebiss tadellos überkront. Das Haarimplantat in diskretem Aschblond fällt kaum auf. Dennoch sehen die Gäste auf, als er die Hotelhalle durchquert. Einige tuscheln, während sie ihm nachblicken. Später fragt der Hoteldirektor, wer der Mann mit der komischen Haut gewesen sei. Komisch? Ja, irgendwie unpassend. Als sei sie zu alt für einen, der doch wohl noch keine 50 sei.

Die Haut ist nicht zu alt, sondern der Mann darin zu jung. Jones ist 70, sein Körper ist es nicht. Kein Gramm weiches Fleisch auf seinen Hüften, kein Anflug von Gesetztheit in seinen behänden Bewegungen. Natürlich hält der ehemalige Computerhändler eisern Diät und trainiert Kreislauf und Muskeln täglich. Aber das tun andere auch und sehen doch nur aus wie gut erhaltene 70-Jährige. Was Jones von ihnen unterscheidet, sind innere Werte: Sein Hormonspiegel entspricht dem eines 20-Jährigen. Und wenn der Arzt nicht irrt, der ihm die Hormontherapie verschreibt, dann hat Jones gute Aussichten, als junger Mann in seiner alten Haut noch ein halbes Jahrhundert zu leben.

Die 120 Jahre interessieren seinen Arzt mehr als ihn selber. Bob Jones will keine Altersrekorde brechen, sondern strotzen vor Vitalität, solange er da ist. Ob das noch zehn oder fünfzig Jahre sind, kümmert ihn nicht. Er genießt es, Zweiflern seine Geburtsurkunde zu zeigen, und kann sich nicht satt sehen an ihrem ungläubigen Staunen. Geboren 1929, yes Sir.

Als Jones vor acht Jahren von Kanada nach Kalifornien in die luxuriöse Altersoase von Palm Springs zog, fühlte er sich als Wrack. Er hatte sein Leben lang mehr für Gesundheit und gutes Aussehen getan als die meisten, war Ski gefahren, geschwommen, hatte gejoggt, Gewichte gestemmt und geschluckt, was die Gesundheitsläden an Stärkungsmitteln für seine Abwehrkräfte hergaben: Traubenkern-Extrakte, Vitamine, Broccolitabletten. Mit 44 hatte er seine Augenpartie straffen lassen, die scharfen Mundfalten mit Collagenspritzen gemildert. Irgendwann war es trotz allem plötzlich bergab gegangen mit Körper und Zuversicht. Jones war etwas über 60, verliebt in eine zehn Jahre jüngere Frau und fühlte sich wie ein Greis.

Die Boutiquenbesitzerin Marianne Hunzinger-Jones, eine in der Schweiz aufgewachsene Deutsch-Amerikanerin mit robustem Humor, verwirft die Hände, wenn sie zurückdenkt: »Bob sah viel älter aus als heute und war immer erschöpft. Auch wenn er braun war, sah er grau aus wie ein müder Gebrauchtwagenhändler. Ich hatte ihn gern, aber ich dachte: So einen will ich mir nicht aufhalsen.« – Jones schaffte es, Marianne zur Heirat zu bewegen, aber er wusste, das allein würde nicht genügen.

Zu Bob Jones' großem Glück gibt es in Palm Springs mehr Alterskliniken als Autowerkstätten. Er prüfte sie alle und stieß schließlich im Palm Springs Life Extension Institute auf ein Angebot, von dem er nie zuvor gehört hatte: totale Hormonersatztherapie. Jones wusste von Östrogentabletten für Frauen in den Wechseljahren und von Testosteronspritzen für müde Männer. Aber wie viel Hormone der Mensch sonst noch hatte und wozu man sie ersetzen wollte, war ihm unklar.

Das Verfahren war brandneu. Getestet hatte es sein Erfinder, der Institutsgründer Edmund Chein, bisher nur an sich selber. Der in Hongkong geborene und in Los Angeles aufgewachsene Arzt und Jurist, heute 48, hatte sich nach Abschluss seiner Studien für die Rehabilitationsmedizin entschieden, »weil in den USA jede Invalidität mit einem Prozess verbunden ist. Hier verklagt man sogar den Fels, von dem man gestürzt ist. So hatte ich meine Patienten und konnte sie oder ihre Gegenseite gleichzeitig verteidigen.« Er spezialisierte sich auf Patienten mit Drüsenproblemen und beobachtete mit wachsendem Interesse, wie sie auf Hormonzufuhr reagierten. »Bei manchen Patienten funktionierte die Hirnanhangdrüse nicht mehr, also mussten alle von dieser Drüse produzierten Hormone ersetzt werden. Plötzlich wurden die Leute wieder lebenslustig. Andere Patienten hatten Schilddrüsenkrebs. Der Chirurg entfernte Schilddrüse und Lymphknoten, und kaum wurde ihnen Schilddrüsenhormon verabreicht, konnte man zusehen, wie ihre Energie zurückkehrte.«

1990 publizierte das *New England Journal of Medicine* die Untersuchung des Endokrinologen David Rudman über Auswirkungen von Wachstumshormonen auf die Körperstruktur älterer Männer. Rudman hatte am Medical College von Wisconsin zwölf Kriegsveteranen zwischen 61 und 81 sechs Monate lang mit dem menschlichen Wachstumshormon HGH (Human Growth Hormone) behandelt und dabei verblüffende Resultate erzielt: Alle Männer verloren ohne eigenes Zutun 14 Prozent Körperfett und bauten zugleich 9 bis 12 Prozent mehr Muskelmasse auf. Ihre Hautdicke nahm um 7 Prozent zu. Das entsprach Körpern, die 10 bis 20 Jahre jünger waren. Alle fühlten sich energiegeladener, bei einigen hatte der Sexualtrieb zugenommen. Neun Veteranen, die im selben Zeitraum mit Placebos behandelt worden waren, wiesen keine physischen oder psychischen Veränderungen auf.

Die Studie erregte weltweit Aufsehen. Bisher war menschliches Wachstumshormon gegen Kleinwüchsigkeit bei Kindern und Heranwachsenden eingesetzt worden. Bodybuilder hatten es als Doping mit den ähnlich wirkenden anabolen Steroiden kombiniert. Über die verjüngende Wirkung des Hormons auf den erwachsenen Körper war bis dahin nichts bekannt gewesen.

Chein rief Rudman an, gratulierte, wollte wissen, ob er sich auch selber Wachstumshormone gespritzt habe. Rudman verneinte. Er habe Angst gehabt, dass das beschleunigte Zellwachstum, das durch das Hormon ausgelöst werde, auch die Zahl möglicher Krebszellen schneller anwachsen ließe. Chein war irritiert: »Ich zermarterte mir monatelang den Kopf, weil da etwas nicht stimmte. Einerseits hatte Rudman absolut Recht: Alte Leute haben oft alle möglichen Arten von Krebs, ohne davon zu wissen, und HGH kann dessen Wachstum beschleunigen. Andrerseits müssten, wenn Rudmans Aussage stimmte, junge Menschen viel mehr Krebs haben als alte, weil ihr Körper viel mehr HGH produziert.« Dann kam die Erleuchtung: Es sind die andern Hormone, die das verhindern. »Die Natur ist so unendlich perfekt. Zu Östrogen, mit dem das Baby wächst, hat sie das Progesteron geschaffen, das den Uterus wieder schrumpfen lässt. Wenn es ein Krebs beschleunigendes Hormon gibt, muss es also auch ein Antihormon dazu geben. Alles war klar. Man durfte von den sieben, bei den Frauen acht bekannten Hormonen nicht nur eines verabreichen. Das Gleichgewicht war der Schlüssel. Ich wollte sofort Rudman anrufen, um seine Meinung zu hören. Aber da war er gerade gestorben.«

Wenig später zog sich Chein nach Palm Springs zurück. Seine steile Karriere als Versicherungsexperte hatte ihm ein beachtliches Vermögen, zwölf Büros, ein eigenes Flugzeug, den weit gehenden Verlust seiner Libido sowie die Prophezeiung seines Arztes eingetragen, der Bypass sei nur eine Frage von Wochen. Der 41-jährige, stark übergewichtige Frühpensionär mit dem akuten Burnout-Syndrom kaufte sich im Nobelgetto Rancho Mirage ein Haus, »etwas höher gelegen als das von Expräsident Gerald Ford«, und widmete sich dem Ausgleich seiner Hormone. Nach umfangreicher Lektüre von Fachliteratur ließ er im Labor analysieren, wie tief seine acht Hormone unter den bei 20-Jährigen üblichen Wert gesunken waren. Dann schluckte und injizierte er unter Aufsicht eines befreundeten Arztes die fehlenden Mengen und wartete, was passieren würde. Nach drei Monaten, sagt Chein, ein unsportlicher Mensch, habe er zwanzig Pfund verloren und Muskeln bekommen, wo früher die Fettpolster gewackelt hätten. Blutdruck und Cholesterinspiegel waren auf normale Werte gesunken. Er verspürte einen Energieschub in jeder Beziehung. »Vorher hatte ich noch einmal im Monat an Sex gedacht. Jetzt hatte ich nichts anderes mehr im Kopf. Mit der Libido stellte sich die Funktionstüchtigkeit wieder ein. Kurzum, das Leben kam zurück.«

Es hat ihn seither nicht mehr verlassen. Seit acht Jahren ist Edmund Chein auf Hormonersatztherapie. Er fühlt und benimmt sich nach eigener Einschätzung wie ein Zwanzigjähriger. Die Erfahrung am eigenen Leib brachte den Hormon-Twen zur Überzeugung, dass in der Medizin falsch herum gedacht werde. Während eine Mehrheit der

Ärzte überzeugt ist, dass der Hormonspiegel sinke, weil der Mensch älter werde, behauptet Chein, dass das Umgekehrte richtig sei: Der Mensch altere unter anderem deswegen, weil sein Körper ab 30 immer weniger Hormone produziere. Und da der alte Körper von Krankheiten wie Alzheimer, Krebs und Osteoporose häufiger befallen wird, betrachtet Chein das Alter konsequenterweise als – unnötige – Krankheit: »Wenn die Leute ihren Körper wie ein Auto ständig kontrollieren lassen, statt zu warten, bis sie einen Mechaniker brauchen, kann der Ölstand laufend überprüft und bei Bedarf nachgefüllt werden.«

Der Patient als Karosse, der perfekte Hormonstand als Garant gegen Rost und abfallende Tourenzahlen. So sieht es auch Cheins Institutspartner, der deutschstämmige Präventionsmediziner Daniel Vogt. »Ein Hormon ist, vereinfacht gesagt, ein Molekül, das zu einer Zelle geht, dort in einen Rezeptor passt und der Zelle Anweisungen gibt«, sagt der Arzt. »Damit die Zelle richtig funktioniert, müssen all ihre Rezeptor gefüllt sein. Sind sie es nicht, zeigen die Zellen Tendenz, krank zu werden. Das Schilddrüsenhormon, das den Stoffwechsel kontrolliert, ist schon bei 50-Jährigen etwa um die Hälfte abgefallen. Also wird der Stoffwechsel verlangsamt. Entsprechend weniger Energie ist da. Wenn wir hingegen den Hormonspiegel hoch halten, müssen Leute nicht mehr wie bisher altern. Sie können Golf spielen bis zum letzten Tag.«

Der 56-jährige Vogt zweifelt nicht daran, dass der Mensch genetisch die Voraussetzungen hätte, 120 bis 140 zu werden. Denn die Lebenserwartung sämtlicher Säugetiere folge der Siebner-Regel: siebenmal die Zeit, die das Tier braucht, bis sein Skelett völlig ausgewachsen ist. Nur beim Menschen, der dafür zwischen achtzehn und zwanzig Jahre benötigt, ist der Wert deutlich niedriger. Schuld daran seien nicht nur, aber zu einem entscheidenden Teil die Hormone.

1994 eröffnete Edmund Chein das Palm Springs Life Extension Institute und rief die US-Behörden auf den Plan, indem er als erster Arzt in den USA offen bekannte, dass er das viel diskutierte HGH an seine Patienten abgebe. Hinter der Ehrlichkeit steckte Kalkül: Der geschäftstüchtige Arzt und leidenschaftliche Jurist hatte im Sinn, seine Methode bei Erfolg patentieren zu lassen.

Bob Jones und der ein Jahr ältere Bauunternehmer Art Sabo gehörten zu den ersten Kunden, die sich im Frühjahr 1994 jene Hormontherapie verordnen ließen, welche Arzt und Patienten »das Programm« nennen. Dabei können außer HGH, das sich der Patient zweimal täglich injizieren muss, weil es als Pille von der Magensäure zersetzt würde, alle Hormone oral eingenommen oder in Salbenform eingerieben werden. Kostenpunkt: etwas über tausend Franken pro Monat, Konsultationen und Blutanalysen inklusive. Am teuersten zu Buche schlägt dabei das noch patentgeschützte HGH. Ein ebenfalls angebotenes Programm ohne Wachstumshormon ist für knapp dreihundert Franken monatlich zu haben. Nach Ablauf des Patents, schätzt Chein, werde HGH nicht mehr teurer sein als Insulin.

Jones und Sabo wählten die HGH-Variante und bemerkten nach wenigen Tagen Veränderungen. »Als Erstes wurden meine Hüften fest«, sagt Sabo, »dann konnte ich plötzlich wieder sehr leicht Treppen steigen. Das lähmende Bedürfnis, nur noch auf der Couch zu hocken und fernzusehen, verschwand. Ich aß wie ein Kind, nichts blieb auf den Rippen. Ich hatte wieder Lust auf Sex, viel Lust. Es war großartig.«

Marianne Hunzinger-Jones, seit der Entfernung ihrer Gebärmutter an Sexualität nicht mehr sehr interessiert, empfand sich neben ihrem reaktivierten Mann wie eine Spielverderberin: »Ich dachte, was für eine Verschwendung an unausgelebter Lust. Eigentlich müsste ich ihn vermieten.« Inzwischen ist auch sie Patientin bei Dr. Chein. Ihr Sexualtrieb, sagt sie, komme langsam wieder. Andere Auswirkungen hätten sich schneller gezeigt. Ihr Reaktionsvermögen sei viel besser geworden. »Vorher hatte meine Tochter nicht mehr zu mir ins Auto steigen wollen, weil sie behauptete, ich fahre hektisch wie eine alte Frau. Das ist völlig weg. Aber der Punkt ist nicht, dass ich mich fühle wie vor zwanzig Jahren, sondern dass mein Körper dem entspricht, wie ich mich heute fühle.«

Eine weitere Veränderung bemerkten sowohl Jones wie Sabo, beide leicht kurzsichtig, erst später. Sie vergaßen immer häufiger ihre Brillen zu Hause und vermissten nichts. Der schärfere Blick war keine Einbildung. Vor vier Monaten wurde nach einem Augentest der Vermerk, er dürfe nur mit Brille fahren, aus Jones' Führerausweis gestrichen.

Trotz der Euphorie über die neue Jugendfrische unterbrach Art Sabo nach ein paar Monaten die Therapie: »Sie ist so teuer, und ich fühlte mich so blendend, dass ich Angst bekam, ich könnte mein Geld überleben. Ich will nicht bankrott sterben.« Im letzten Jahr hatte Sabo erneut eine achtmonatige Pause eingelegt, war aber begierig, wieder mit dem Programm beginnen zu können. »Sehen Sie«, sagte der 71-Jährige und zupfte mit der rechten Hand missbilligend an der hängenden Haut des linken Oberarms, »so was brauche ich überhaupt nicht. Das war nicht da, solange ich die Hormone nahm. Die Augen sind auch wieder schlechter geworden.«

Nach Meinung des Schweizer Endokrinologen Primus Mullis könnte sich Sabo das teure Wachstumshormon jetzt schon sparen. »HGH verändert bei Erwachsenen das Verhältnis zwischen Muskeln und Fett. Und natürlich fühlt sich der Mensch besser, auch sexuell, wenn sein Körper muskulöser ist«, sagt der Professor für Pädiatrische Endokrinologie an der Kinderklinik des Berner Inselspitals, »aber viel wichtiger für das Wohlbefinden als HGH sind in dieser Kombination die anderen Hormone, die nur einen Bruchteil kosten. Umsatzorientierte Ärzte interessiert HGH aber brennend, ein Drittel der verrechneten Kosten geht ja in ihre Tasche.«

20000 Franken jährlich kostet die Schweizer Krankenkassen die Behandlung eines kleinwüchsigen Kindes mit Wachstumshormonen. Erwachsene müssen HGH selber bezahlen.

Über die medizinische Wirksamkeit von Cheins präventiver Hormonersatztherapie äußert sich Mullis zurückhaltend: »Ich kann nicht sagen, dass es nicht präventiv wirken könnte. Angesichts der geringen Dosen sind Nebenwirkungen vermutlich gering. Aber das können nur Langzeitstudien erweisen. Und da diese Ärzte sehr viel Geld verdienen, sollten sie einen Teil davon in solche Studien stecken. Warum sollen Universitäten mit Steuergeldern solche Studien finanzieren?« Auch Urs Zumsteg, Leitender Chefarzt der Endokrinologie am Basler Kinderspital, hält Cheins Therapie »in dieser Dosis gefühlsmäßig nicht für schädlich, obwohl ich langfristig Angst hätte vor unerwünschten Stoffwechselveränderungen«.

Beunruhigender als den medizinischen finden beide Fachleute den ethischen Aspekt: »Was ist denn das Ziel einer solchen Therapie?«, fragt Mullis. »Werden wir noch so stupid, dass wir als Großväter mit blondem Toupet und Ring im Ohr durch die Stadt joggen wollen?« Sein Basler Kollege ist noch strenger: »Es ist eine Temperamentssache, aber ich halte es für ärztlich unethisch.«

Marshall Gilbert reagiert auf solche Bedenken mit ungeduldigem Schnauben: »Wer hindert diese Herren daran, alt zu werden? Ich für meinen Teil habe nichts dagegen, jung zu bleiben.« Vor zwölf Monaten ließ sich der 39-jährige Radiokommentator auf Cheins Programm setzen und speckte 25 Kilo ab, »ohne zu trainieren oder auf anderes als Desserts zu verzichten«. Schwabblig sei er immer noch, aber wieder hochkonzentriert und energiegeladen. Die Frage nach den hohen Kosten der Therapie langweilt Gilbert. »Das ist ein Programm für Leute mit viel Geld, und ich bin durch Erbschaft reich geworden. Die Reichen haben die dicksten Autos, die schönsten Frauen, die klügsten Anwälte und die besten Ärzte. Das ist Kapitalismus, ob es Ihnen passt oder nicht.«

Die ehemalige Stewardess Gayle Hodges, 55, hätte sich noch vor wenigen Jahren ein Programm bei Dr. Chein nicht einmal in der Billigvariante leisten können. Als die Airline, bei der sie angestellt war, 1982 Bankrott ging, investierte die damals in Scheidung lebende Mutter eines Sohnes ihre Abfindung in ein Facelifting, »weil ich dachte, mit diesem abgehärmten Gesicht finde ich nie mehr Arbeit«. Sie bekam einen neuen Job. Zehn Jahre später lernte sie in Palm Springs ihren heutigen Ehemann Charles kennen, den größten Peperoni-Züchter der USA.

Gayle Hodges verliebte sich in den scheuen Unternehmer und begann, mit ihrem Körper zu hadern: »Ich war mitten in den Wechseljahren. Meine Vaginalschleimhäute waren sehr trocken geworden. Ausgerechnet jetzt, wo ich so glücklich war, fühlte ich mich in Sachen Sexualität nicht wohl.« Eine Freundin, die in der Zeitung über Cheins Hormonersatztherapie gelesen hatte, riet zu einer Konsultation im Life Extension Institute. Im vergangenen April ließ sich Gayle Hodges auf das HGH-Programm setzen. Nach zwei Monaten stellte sie fest, dass ihr Körper wieder reagierte wie vor der Menopause. »Für die Freude, die mein Mann und ich seither haben«, sagt sie und wird rot, »würde Charles gern bis in alle Ewigkeit zahlen.«

Für dieses Glück spritzt sich Gayle Hodges sechsmal pro Woche zwei Dosen Wachstumshormon in den Oberschenkel. Täglich schluckt sie Progesteron, Östrogen, Pregnenolon, Melatonin, Dehydroepiandrosteron (DHEA), Schilddrüsenhormon und Thymoprotein, die Vitamine A, C und E, Betacarotin, Broccoli-Extrakt sowie zwei Teelöffel Multimineralpräparat.

Nicht alle der über 3 500 Patienten, die Chein seit 1994 auf sein Programm gesetzt hat, sind in Palm Springs gewesen. Seit zwei Jahren erlaubt der Bundesstaat Kalifornien in gewissen Fällen die Telemedizin. Wem die Reise zu weit oder zu teuer ist, der holt sich die Informationen über Blutanalysen und ärztliche Untersuchungen, die das Institut vorab verlangt, telefonisch oder im Internet. Er schickt seine Unterlagen an das Institut und erhält danach per Post eine Videokamera und einen Konsultationstermin. Die Kamera lässt sich an jeden Fernseher anschließen. Der Preis für die Beratung von Fernseher zu Fernseher beträgt samt Leihgebühr für die Kamera knapp tausend Franken. Das Päckchen mit Spritzen und Pillen aus Palm Springs folgt sofort. »Ich bin kein Gynäkologe oder Dermatologe, der seine Patienten sehen muss«, sagt Chein, »wäre das Gesetz nicht, könnte man den Aufwand lassen. Unser Gebiet ist die Labormedizin.« Auf die Frage, ob für Patienten der persönliche Kontakt nicht wichtig sei, spottet er: »Wollten Sie schon einmal Ihren Röntgenarzt kennen lernen?«

Nach den spektakulären Anfangserfolgen reichte Chein 1996 ein Patentgesuch für die Hormonersatztherapie mit HGH ein. Obwohl die Therapie inzwischen in den USA von diversen Ärzten angewandt wurde, war er der Einzige, der das wollte. Man teilte ihm mit, es sei eine Studie einer finanziell von Cheins Institut unabhängigen Universität erforderlich. Er wandte sich an das Medical College von Wisconsin, wo David Rudman sein Veteranenprojekt durchgeführt hatte, und legte sein Material vor: 202 Akten von Privatpatienten, die seiner Meinung nach bewiesen, dass HGH als Altersprävention ohne Nebenwirkungen funktioniere, dass seine Wirkung sogar potenziert werde, wenn man es mit anderen Hormonen ausgleiche.

Cass Terry, Chefarzt der Neurologie, war interessiert. Er prüfte die Laborresultate der 202 Patienten, analysierte gemeinsam mit Chein weitere 1 000 Patientenunterlagen und kam zum Fazit, dass Cheins kombinierte HGH-Therapie den Cholesterinspiegel senke und Belastungsvermögen, Energieniveau sowie sexuelle Leistungsfähigkeit verbessere. Erhöhtes Krebsrisiko stellte Terry nicht fest. Auf Grund seiner Studie wurde 1998 dem Patentgesuch stattgegeben. Seither darf Cheins Institut weltweit als einzige Institution für altersvorbeugende kombinierte Hormontherapie mit HGH werben. Praktizieren darf sie weiterhin jeder andere Arzt auch.

Der einzige europäische Arzt, der bisher im Palm Springs Life Extension Institute hospitierte, ist der in Frankfurt praktizierende Peter Ivanits. Er hatte Chein in einem Fernsehbeitrag gesehen. Der 48-jährige Orthopäde, der seit 1983 vor allem Osteoporosefälle behandelt, interessierte sich für die Dosierung des Wachstumshormons, weil HGH im Gegensatz zu den üblichen Osteoporosemedikamenten die Knochenmasse nicht nur stabilisiere, sondern aufbaue. Nach seiner Lehrzeit in Palm Springs ist auch er vom »Programm« überzeugt: »Das Prinzip ist so einfach, dass man sich ärgert, nicht selber draufgekommen zu sein.« Im Unterschied zum gleichaltrigen Chein braucht Ivanits' Körper erst Melatonin, Pregnenolon und DHEA. Die übrigen Hormone seien noch zur Genüge vorhanden.

Die Frage, ob sie vor dem Älterwerden Angst habe, beantwortet Kirvin Satterwhite mit einem perlenden Lachen: »Oh yeah!« Die blonde Unternehmerin aus North Carolina stemmt seit zwanzig Jahren Gewichte, war immer schon Vegetarierin und glättete ihre Haut bereits vor dem ersten Lifting mit Retinsäure. Aber als die heute 45-Jährige, die einen privaten Pflegedienst für alte Leute betreibt, mit 37 depressiv wurde, ihr Kopf immer langsamer arbeitete und ihre Augäpfel »sich beim Blinzeln wie Pommes Chips anfühlten«, fürchtete sie weniger um ihre Jugend als um ihren Verstand. »Plötzlich entwickelte ich eine mentale Bedächtigkeit, die mich aus der Fassung brachte. Ich rannte von Arzt zu Arzt, und keiner war im Stande, mir zu sagen, dass das einfach Symptome einer sehr frühen Menopause waren.« Seit über einem Jahr befolgt Kirvin Satterwhite inzwischen Cheins HGH-Programm. Die Menopausebeschwerden sind weg. Sonst spürt sie außer fast unerschöpflicher Energie kaum Veränderungen. Spätfolgen des »Programms« schließt sie aus: »Erstens wird mein Blut ständig kontrolliert. Zweitens spüre ich intuitiv, dass das gut ist für mich.«

Auch Peter Grymkowski macht sich um Langzeitwirkungen keine Sorgen, aber aus anderen Gründen. Der heute 52-Jährige mit den Aknenarben und dem schütteren, orange-braun gefärbten Haar, der von 1977 an viermal in Folge Mister World war, vermutet, »dass kein lebender Mensch mehr Anabolika geschluckt hat als ich«. 10 000 Milligramm Steroide oder neun Spritzen und fünf Fläschchen Pillen jagte der Bodybuilder täglich in seinen Körper und fühlte sich »wie ein Übermensch«. Mit 32 kaufte Grymkowski die Fitnesskette Gold's Gym, heute besitzt er über fünfhundert Fitnessklubs in der ganzen Welt. Seine Villa auf Hawaii liegt neben der von Immobilienmilliardär Donald Trump, den er auch schon trainierte.

1984 setzte Grymkowski nach 18 Jahren pausenloser Einnahme die Steroide ab, weil er die Spritzerei nicht mehr ertrug. Außer Akne und Haarausfall bemerkte er keine Nebenwirkungen, »aber ich hatte Bodybuilder gesehen, die nicht einmal mehr von der Kraftmaschine zum Telefon gehen konnten, ohne nach Luft zu japsen, weil sie von zu viel Steroiden und HGH-Überdosen Ödeme in der Lunge hatten«. Allein in den letzten drei Jahren starben sechs seiner Kollegen, darunter Jeep Swanson, der in *Batman & Robin* den Riesen mit der Ledermaske gespielt hatte. »Als sie bei der Autopsie seine Lunge anheben wollten, fiel sie auseinander wie Brei.«

Ohne die Steroide, sagt Grymkowski, sei er innerhalb von Wochen ein alter, antriebsloser, deprimierter Mann geworden. Aber obwohl er schon 1994 von Cheins Hormonersatztherapie gehört hatte, grauste ihm vor der Idee, wieder mit Spritzen hantieren zu müssen. Letzten Sommer schaute Grymkowski auf der Durchreise nach Los Angeles in seiner Fitnessfiliale in Palm Springs vorbei und sah Bob

Jones an einer Kraftmaschine trainieren. Irgendjemand flüsterte ihm zu, der Mann sei fast 70. »Ich war absolut platt. Bob ist mindestens doppelt so gut in Form wie ich. Meine Muskeln sind Überreste meines früheren Berufes, aber meine Kraft und Ausdauer ist nichts gegen seine.«

Inzwischen ist Grymkowski seit vier Monaten auf Hormonersatztherapie und vibriert vor Tatendrang wie in alten Anabolikazeiten. »Es ist, als hätte ich früher das Öl für meinen Motor fassweise nachgeschüttet und dabei Überschwemmungen angerichtet. Jetzt gieße ich nur noch Deziliter ein.« Die Frage, ob der menschliche Körper möglicherweise auf längere Sicht nicht doch ein paar andere Reaktionsweisen zeigen könnte als das Vehikel in seiner Garage, verneint Grymkowski mit glücklichem Lächeln: »Ich hab doch jahrzehntelang dieses Zeug eingefüllt, ohne dass etwas passierte. Dann versuchte ich es ohne und ging mit Lichtgeschwindigkeit den Berg runter. Jetzt bekomme ich außer Öl und Benzin auch Wasser und Bremsflüssigkeit genau in den Mengen, für die ich gebaut wurde.«

Seine Begeisterung will der Multimillionär mit der ganzen Welt teilen. Seit drei Monaten bereitet er Bob Jones in kostenlosen Privatlektionen auf die Seniorenweltmeisterschaft im Bodybuilding vor, die er mitorganisiert. Auf Grymkowskis Betreiben hin wird 1999 erstmals die Kategorie der 70-Jährigen zugelassen, »damit alle Bob kennen lernen können. Sie sollen mit eigenen Augen sehen, in welchem Zustand ein Mensch sich halten kann, wenn sein Motor richtig eingestellt ist.«

SCHNEPFENBLICK

Vor ein paar Jahren teilte eine strahlende Pamela Anderson der Welt mit, sie habe jetzt Körpermaße wie andere Frauen auch. Tatsächlich passte der Busen, der einst an paradiesische Melonen erinnert hatte, nach dem Auswechseln der Implantate ins kommune C-Körbchen. Nun ist es in der Regel so, dass Prominente vom Bekanntheitsgrad des ehemaligen *Baywatch*-Stars selbst die offensichtlichsten chirurgischen Eingriffe eisern abstreiten. Die Frage drängte sich also auf, warum Pamela Anderson der Welt ihren Brustabbau öffentlich kundtun wollte. Einzig mögliche Antwort: um den Frauen zuvorzukommen.

Die Männer wären kein Problem gewesen. Sie hätten ihr wie gewohnt in den Ausschnitt gelächelt und sich dabei stumm gefragt, ob ihnen die Erinnerung gerade einen bösen Streich spiele. Frauen hingegen hätten beim Anblick der pektoralen Deflation sofort Silikonleck erkannt und so lange Alarm geschlagen, bis die Darstellerin sich geäußert hätte. Denn Frauen beobachten Frauen nicht nur schärfer als Männer, sie denken sich auch etwas dabei. Es muss ja nicht gleich etwas Nettes sein.

Zweifellos protestiert an dieser Stelle ein beflissener Feminist, es seien ja wohl nicht die Frauen, sondern die Männer, die fremde Frauen ständig mit ihren Blicken taxieren. Das stimmt und stimmt nicht. Männer mögen zwar andauernd irgendwelche Frauen begutachten, aber was, bitte, sieht ein Mann? Seine Wahrnehmung verengt sich beim Anblick einer weiblichen Person derart drastisch, dass ihm außer Busen, Beinen und Hintern allenfalls noch in groben Zügen das Gesicht ins Auge fällt.

Das könne gar nicht anders sein, behauptet die Wissenschaft, und dürfe dem Mann deswegen auch nicht zum Vorwurf gemacht werden. Denn er sei genetisch programmiert, sich unablässig nach potenziellen Samenempfängerinnen umzusehen, die gesunden Nachwuchs versprechen. Und nichts gebe dafür optisch zuverlässigere Hinweise als ein wohlgerundeter Körper, wobei dem Busen wegen seiner nährenden Funktion besondere Wichtigkeit zukomme.

Im Alltag setzt diese Verengung des Blickfelds unweigerlich dann ein, wenn ein theoretisch in Frage kommendes Sexualobjekt auftritt. Altersunterschiede scheinen nicht ins Gewicht zu fallen. Auf die Frage »Ziehst du die Frauen, denen du nachschaust, mit den Augen aus?« antwortete vor kurzem ein junger Mann in einem Szenelokal mit der Gegenfrage: »Trägt hier irgendeine Frau Kleider?«

Frauen betrachten Frauen zwangsläufig anders. Härter, hämischer, stutenbissiger, behaupten die Männer. Der klassische Schnepfenblick. Kein männliches Auge, das schwören sie, könne Frauen so gnadenlos scannen wie der Blick einer anderen Frau. Sie erinnern in dem Zusammenhang gern an ein berühmtes Foto, auf dem die kühn dekolletierte Sophia Loren der noch offenherzigeren Jane Mansfield mit diskretem, aber unverkennbar abschätzigem Blick in den Ausschnitt schielt.

Was ist falsch daran? Das Bild kann in jedem Schwimmbad jeden Tag gemacht werden. Zumindest, seit es Silikonbusen gibt. Wie schafft man es, nicht auf eine Silikonbrust zu schauen? Sie ragt wie eine gigantische Kugel Pfirsicheis aus dem Badeanzug und rührt sich keinen Millimeter, auch wenn sich die Frau auf den Kopf stellt. Man tröstet sich und seinen der Schwerkraft folgenden Busen damit, dass Silikon eklig sein muss zum Anfassen. Dann fragt man Männer, die viel mit Frauen schlafen, ob sie schon einmal eine unverrückbare Silikonbrust berührt hätten. Sie denken nach und zucken mit den Achseln.

Nichts gesehen, nichts gemerkt. Blindfische. Und abends steht man wieder vor dem Spiegel, Schultern zurückgeklappt, Busen mit den Händen leicht angehoben, und stellt sich vor, wie es wäre, wenn. Sollen die Frauen mit den Terrorbrüsten dafür auch noch zustimmende Blicke ernten?

Aber das sind die Ausnahmen. Meistens sehen Frauen Frauen an, weil sie von ihnen lernen oder bereits Gelerntes bestätigt haben wollen. Obwohl die Mehrheit der Frauen sexuell auf Männer ausgerichtet sind, betrachten sie die Frauen ausgiebiger. Sie lesen in ihren Erscheinungen wie in Büchern. Schon als kleine Mädchen haben sie diese Bücher lesen gelernt. Mami zwängte den kleinen Bauch in ein Miederhöschen, bevor sie die Gabardinehose anzog. Seither kann dir keine Frau mehr erzählen, sie habe keine Probleme mit ihrer Figur, solange sich die scharfen Konturen des gummierten Höschens unter ihren Jeans abzeichnen. Mamis Schwester ging am Strand nie ohne ein Tuch um die Hüften. Wegen der Orangenhaut, wie sie freimütig sagte. Jetzt heißt das Tuch Pareo, dient aber weltweit immer noch dem gleichen Zweck. Um den Hals trug sie übrigens auch meist ein Tuch, Seide, zum Zudecken der Falten. Das Foulard erfreut sich bei Frauen ab 40 ungebrochener Beliebtheit. Dir selber haben sie schon mit 5 beigebracht, die Daumen unter den Handtellern zu verstecken, damit deine Hände schmaler wirken. Keinem Mann würde das je auffallen, geschweige denn einfallen. Frauen dagegen lassen Daumen verschwinden, wohin man sieht. Die Tricks sind jahrhundertealt. Hin und wieder sieht man einen, den man noch nicht kannte. Dann geht man nach Hause und probiert ihn aus.

Noch schärfer als Äußerlichkeiten beobachten Frauen, wie andere Frauen auftreten. Denn das erzählt erst die ganze Geschichte. Wen begrüßt sie zuerst? Dich oder den Mann an deiner Seite? Ist das Becken vorgereckt und der Blick, der dich trifft, desinteressiert? Dann nimm den Mann besser an die Hand. Zupft sie an ihrem Mini beim Sitzen und sagt, so blöd, der rutscht immer hoch? Billige Männerfalle. Jede Frau weiß genau, wie weit ihr Mini nach oben rutscht. Deswegen trägt sie ihn. Zieht sie am Tisch die Lippen nach? Ein erotischer Trompetenstoß. Schenkt sie deinem Mann den Lady-Di-Blick, diese unverwandte Hingerissenheit von schräg unten, obwohl er schon seit einer halbe Stunde über Bordeaux-Weine schwadroniert? Ruhig bleiben. Erzähl jetzt nicht die Geschichte, wie er beim letzten Blindtest einen Bordeaux nicht von einem Barolo unterscheiden konnte. Streck einfach die Waffen. Du hast keine Chance. Wie oft hast du diesen Blick geübt, weil er Männer so überaus glücklich macht. Aber du bist kläglich gescheitert, hast unpassend gegähnt mitten in seinen Ausführungen oder bist ihm ins Wort gefallen.

Es ist ein sehr seltenes Frauentalent, den Mann bewundernd anblicken zu können, nur weil er einer ist. Also halt den Mund, und sieh genau hin, wie sie das macht.

DER STIL-THERAPEUT

Stil, hatte Malcolm Levene am Telefon gesagt, ist nichts anderes als Vorstellungsvermögen. Wenn du weißt, wer du bist und wer du sein möchtest, hast du auch Stil.

Er schlug das Ritz-Carlton als Treffpunkt vor. Selbstverständlich. Soll der Mann, der den britischen Premier Tony Blair und Schauspieler wie Kenneth Branagh und Tom Cruise eingekleidet hat und der nun in kalifornischen Managerseminaren und Talkshows Stil lehrt, in einem Straßencafé auf Plastikstühlen empfangen? Seinen Kunden verrechnet er 300 Euro für eine Stunde Imagetherapie, wobei sich die Behandlungen durchaus über Tage und Wochen hinziehen können. Da darf der Kellner, der den Eistee bringt, ruhig weiße Handschuhe tragen.

Der schmale, fast zierliche Mann mit den graublond melierten Haaren, der bereits zehn Minuten vor dem verabredeten Termin neben dem livrierten Türöffner vor dem Hoteleingang wartet, trägt an der Hand eine dunkle Aktentasche und auf den Lippen ein Lächeln, das zu strahlend ist, um entspannt zu sein. Was er am Leib trägt, ist so unauffällig, dass man es noch beim Betrachten vergisst. Schwarze Hose, schwarzes Hemd, schwarze Nappalederjacke, schwarze Schuhe. Die europäische Vernissagen-Uniform. Natürlich zeugt dieser Vergleich von unübertrefflicher modischer Ignoranz. Denn der Eindruck der Unauffälligkeit, versichert Malcolm Levene mit liebenswürdiger Nachsicht, sei keineswegs Zufall. Mode sei dann am seriösesten, wenn sie niemand bemerke. Dass ich mich schon in ein paar Tagen nicht mehr an seine Kleidung, sondern nur noch an unsere Begegnung erinnern würde, sei der Beweis, dass sein Aufwand nicht umsonst gewesen sei.

»Als ich mich heute Morgen anziehen musste, kämpfte ich sehr lange mit mir, meinetwegen, Ihretwegen, wegen des Wetters, wegen meiner Gefühle«, sagt Levene ernst. Das Hemd muss er heute außen tragen, weil er nicht in Stimmung ist, zu viel von seiner Bauchlinie zu zeigen. »Die Länge des Hemdes macht das möglich, weil es kürzer ist als ein normales Hemd.« Bis oben hin zugeknöpft hat er es, »weil ich mich beschützen wollte«.

Die lederne Hemdjacke hat er vor sieben Jahren entworfen. Das Label »Malcolm Levene« ist in der linken Außentasche im Futter eingenäht, »meiner Lieblingsstelle für Labels«. Er weist darauf hin, dass die Knöpfe unten an den Ärmeln auf und zu gehen. Knöpfe oder Gürtel ohne Funktion seien lächerlich. Entscheidend bei der morgendlichen Entscheidungsfindung war, »dass die Länge der Jacke nicht mit der des Hemdes in Konflikt kam. Wenn das Hemd auch nur ein bisschen kürzer wäre als die Jacke, hätte ich es nicht angezogen. Aber so liegt die Jacke einen Finger breit auf dem Hemd auf, nicht umgekehrt. Das heißt, die Jacke hat einen Hintergrund. Das ist angenehmer für das Auge, verleiht Stabilität.«

Die Hose von Helmut Lang fand er vor drei Jahren im Ausverkauf. »Sehen Sie, wie schmal sie ist? Sie wird noch ein paar Jahre tragbar sein, weil sie eine starke Identität hat.« Die Socken sind ohne Muster, das verhindere Ablenkung. Und sie reichen fast bis zu den Knien, denn Levene hat sich angewöhnt, »den Leuten zu ersparen, zwischen Hose und Socke ein Stück von meinem Bein sehen zu müssen«. Die Schuhe sind von Robert Clergerie aus Paris, den er für den besten seiner Zunft hält. Ebenso die Aktentasche. Drei Jahre musste er suchen, bis er eine perfekte Ledertasche ohne Namensaufdruck fand. »Außen getragene Labels zeugen von miserablem Geschmack«, sagt Malcolm Levene. »Wir haben doch alle einen Namen. Warum sollen wir auch noch Hilfiger heißen?«

Sechzehn Jahre lang führte der Schneiderssohn im Zentrum von London ein kleines, exquisites Geschäft für Männermode. Seine selbst entworfenen, vorwiegend in Italien gefertigten Kollektionen schienen maßgeschneidert für wohlhabende Kunden, denen Shopping, Mode und ähnliche Frivolitäten ein Gräuel sind. »Malcolm zog Leute an, die an offensichtlichen Statussymbolen nicht interessiert waren«, sagt sein ehemaliger Geschäftsführer Grant Boston, »und er stellte für sie einen Look zusammen, ohne dass jemand genau begriffen hätte, wie er das machte. Das Resultat sagte nie etwas über das Einkommen, aber sehr viel über die Persönlichkeit des Kunden aus.«

Der *New Yorker*-Autor Richard Rayner, der den Laden 1990 zufällig entdeckte, fand nicht nur das Angebot unwiderstehlich, sondern auch die Atmosphäre. »Es war locker, sehr persönlich und einladend. Und Malcolm schien mir derart unaufdringlich, dass ich eine halbe Stunde später mit dem teuersten Anzug meines Lebens unter dem Arm hinausging.« Levenes Verkaufstalent gilt als überragend. Der Bekannte, dem Rayner kurz darauf den Laden zeigte, verließ ihn mit einem 4000-Euro-Mantel. Am nächsten Tag kam er wieder, um ihn auf Bitte seiner Frau zurückzubringen, weil das Geld knapp sei. Er behielt nicht nur den Mantel, sondern kaufte zusätzlich zwei Anzüge. »Wofür auch immer der Kunde wiederkommt, es ist stets eine Chance«, sagt Malcolm Levene.

»Verkaufen ist wie Theater, alles inszeniert. Du hast deinen Auftritt geprobt, Licht eingestellt, Musik vorbereitet, Mitspieler an den richtigen Orten. Dann geht die Tür auf, und es ist Showtime. Wenn der Kunde über die Schwelle tritt, lässt du alles stehen und liegen. Es gibt nichts mehr wegzuräumen, kein Telefon zu beantworten, nichts außer dem Kunden. Gleichzeitig wahrst du absolute Distanz. Als Begrüßung gibt es nur ein einziges richtiges Wort: ein sehr ruhiges »Hello«, allenfalls »Guten Tag«. Es hat mich Jahre gekostet, das herauszufinden. Wie alle Verkäufer hatte ich zuvor gefragt: »Darf ich Ihnen behilflich sein?« Das ist tödlich fürs Geschäft. Denn es gilt um jeden Preis zu verhindern, dass der Kunde das Wort »nein« in den Mund nimmt.

Nach der Begrüßung beobachtest du den Kunden unauffällig, und zwar nicht aus der Sicht des Verkäufers. Vielmehr versetzt du dich in den Kunden, wirst selbst zum Kunden. Wie möchtest du an seiner Stelle bedient werden? Sieht er erschöpft aus? Leg sofort eine ruhigere Musik ein. Hat er dich im Augenwinkel und fasst aus lauter Nervosität ein Kleidungsstück an? Tu, als sähest du ihn nicht. Irgendwann greift er richtig hin, verweilt ein bisschen länger mit der Hand am Stoff, schielt auf das Preisschild. Jetzt kommt gleich der erstaunliche Moment, in dem er völlig entrückt scheint, als sei er der Liebe seines Lebens begegnet. Wenn du sehr, sehr gut bist, ist das der Augenblick, in dem du dich praktisch unbemerkt einklinken kannst. Aber sag jetzt ja nichts, was mit Verkauf zu tun hat. Hol ihn da ab, wo er gerade ist. Du hast an seiner Haltung, seinen Kleidern, seiner Uhr, seinen Fingernägeln, seinen Schuhen und seinem Haarschnitt abgelesen, auf welche Art von Information er Wert legt. Also erwähnst du vielleicht beiläufig, dass das ein neuer Gabardine ist, der kaum knittert. Jetzt arbeitet es in seinem Kopf. Es denkt: guter Laden, kompetenter Verkäufer. Du spürst sein inneres Lächeln und weißt, das Geschäft steht. Magischer Moment. Du hast verkauft, noch bevor er ein einziges Teil anprobiert hat.

Allerdings musst du deine Hausaufgaben gemacht haben, musst haargenau wissen, was du in seiner Größe anzubieten hast. Denn jetzt will er Ware sehen. Viele Verkäufer haben dem Kunden den ganzen Schmus gebracht, der ihm das Wasser im Mund zusammenlaufen lässt, und dann kennen sie ihr Sortiment nicht. Todsünde. Oder sie ermutigen den Kunden zu etwas, in das er sich verliebt hat, das ihm aber nicht steht. Riesendummheit, viel zu kurzfristig gedacht. Frag stattdessen, was ihn daran so begeistert. Such etwas Vergleichbares, in dem er gut aussieht, und bitte ihn, kurz hineinzuschlüpfen, nur zum Vergleich. In zwanzig Jahren habe ich keinen einzigen Kunden erlebt, der nicht von seiner ersten Liebe abgerückt wäre.«

Schon nach wenigen Jahren schrieb der Laden mit der exklusiven Kollektion sechsstellige Umsatzzahlen. Regisseure, Schauspieler und Musiker wie Barry Levinson, Stephen Frears, Lyle Lovett und Bill Wyman kauften für berufliche und private Auftritte. Geschäftsleute ließen sich von Malcolm Levene nicht nur in Modeangelegenheiten beraten. »Sie fragten, wie man sich im Fernsehen oder bei Konferenzen benimmt. Wir redeten über ihre Haltung, ihre Manieren, ihre Zähne, ihren Haarschnitt, ihre Maniküre«, sagt der Designer und Verkäufer, der Stil nie für eine Geldfrage hielt. »Ich war immer gerührt, wie aufmerksam sie waren. Ich glaube, sie vertrauten mir.«

1994, an einem grauen Februarmorgen, betrat jene Frau sein Geschäft, die ihn definitiv zu einer Autorität machte. »Montagmorgen, halb zehn. Ich sitze im Untergeschoss und sehe sie auf dem Monitor. Sehr elegant, sehr reserviert. Wer um diese Zeit kommt, will wirklich etwas. Ich witte-re gutes Geld und gehe nach oben. Sie ignoriert mich, stu-diert sämtliche Preise. Ich habe gerade eine Lieferung aus Italien bekommen mit den wahrscheinlich besten Anzü-gen, die ich je entworfen habe. Ich hole sie herauf und le-ge sie wie zufällig auf einen Verkaufstisch. Verkaufen Sie die?, fragt sie. Demnächst, antworte ich, die Preise sind noch nicht angeschrieben. Wie teuer? Keine Ahnung, sage ich. Ein Trick, damit sie länger bleibt. Ich habe gesehen, dass ihr die Anzüge gefallen. Sie sieht sich weiter im Laden um. Ich schiebe Hemden und passende Krawatten unter die Jacketts, sie kommt wieder zum Tisch: Gibt es diese An-züge in allen Größen? Jetzt hab ich sie! Inzwischen habe ich meine Leute die Preisliste heraussuchen lassen. Ich le-se sie ihr vor und behaupte, dies und jenes sei noch nicht lieferbar. Etwas riskant, weil sie vielleicht genau eines die-ser Dinge will. Aber ich sage das gerne, denn wer nicht al-les haben kann, will unweigerlich noch mehr.

Sie möchte sechs Anzüge zur Probe mitnehmen, dazu sechs Hemden, die ich dazugelegt habe, und zwei Krawat-ten von dort drüben. Mit den Krawatten will sie beweisen, dass sie auch eine eigene Meinung hat. Dann sagt sie sehr leise, es sei für Tony Blair. Zwei Tage später kauft sie drei der Anzüge und mehrere Hemden. Wir sind uns einig, dass Blairs Garderobe sophisticated, aber keinesfalls konservativ sein sollte. Zeitgenössisch klassisch und eher europäisch als englisch, auf keinen Fall diese englische Zweireiher-Uni-form. Ich wähle häufig Wollcrêpe für ihn, der Stoff fällt hervorragend und wirkt sexy, jung, freundlich, normal – der Junge von nebenan. Was Blair mitnichten ist.«

Nach zwölf Jahren hinter dem Ladentisch hielt Malcolm

Levene die Enge nicht mehr aus. Vor knapp vier Jahren übergab er, inzwischen von Modezeitschriften und Fernsehen immer häufiger als Experte in Stilfragen zitiert, den Laden an einen Geschäftspartner ab. Er zog mit seiner Frau Kate Mayfield an die kalifornische Westküste und quartierte sich im feinen Jachthafen Marina del Rey ein. Seither ermutigt er Geschäftsleute in mehrstündigen Seminaren, sich um Mode zu foutieren und sich stattdessen um ihren persönlichen Stil zu kümmern.

Meist wird Levene nach den häufigsten ästhetischen Vergehen seines Gastlandes gefragt. Dann sagt er in seiner liebenswürdigen, niemals bevormundenden Art: »Tragen Sie besser keine großen Achselpolster. Vermeiden Sie Lederschuhe zu Trainerhosen, Jeans mit Bügelfalten, Flanellhemden über T-Shirts aus Baumwolle.«

Seit er nur noch eine halbe Stunde von Hollywood entfernt wohnt, ist Kinofan Levene mehr denn je überzeugt, dass es für einen Stilarbeiter wie ihn sinnvollere Aufgaben geben muss, als exklusive Kleider in winziger Auflage an den britischen Mann zu bringen.

»Haben Sie sich schon einmal gefragt, warum die Stars bei der Oscar-Verleihung meist grauenhaft aussehen, obwohl sie von den Designern Wagenladungen von Kleidern zugestellt bekommen? Weil es nicht angeht, dass dir irgendjemand sagt, was du wann anziehen sollst. Die Designer haben ein einziges Interesse: ihre Kleider vor die Kameras zu kriegen. Ob sie auch nur im Entferntesten zur Trägerin passen, ist ihnen völlig egal. Die Stars wiederum stehen unter riesigem Druck. Millionen sehen sie an diesem Abend im Fernsehen, und sie haben keine Rolle, hinter der sie sich verstecken können. Oft haben sie einen unsicheren Geschmack. Also ziehen sie irgendetwas über und fragen:

Steht mir doch, oder? Und die ganze Entourage jubelt: Darling, du siehst wundervoll aus! Es ist lächerlich zu meinen, dass etwas gut aussehen kann, wenn die Person, die es trägt, nicht von Anfang an einbezogen wurde. Manche Stars halten sich einen Modeberater, aber auch das ist Unsinn. Warum lässt sich jemand entmündigen, indem er Kleider trägt, die andere für ihn ausgesucht haben? Wer die Verantwortung abgibt, wird nie lernen, was seine Identität zur Geltung bringt.«

Stilistische Mündigkeit allerdings, behauptet Levene, ist Knochenarbeit. Oder, ganz im Gegenteil, Seelenarbeit. Über zwanzig Jahre lang hat der heute 52-Jährige das gesamte Therapieangebot von Jung und Gestalt über Rolfing und Rebirthing bis zu NLP ausgelotet, um zu sich selbst zu kommen. Jetzt macht er seine stilistisch-psychologische Einsicht zu Geld: Wenn Kleidung ein Ausdruck der Persönlichkeit ist, muss vor dem Shopping das Ich ergründet werden. In den Seelen seiner gutbetuchten Kunden fahndet er nach Sehnsüchten, die bislang von Armani, Gucci und Prada teuer, aber ohne erkennbaren Stil zugedeckt wurden.

»Was ich anbiete, kann sehr heilend sein. Menschen, die ihren Stil gefunden haben, mögen sich lieber. Aber ich habe mich nie als Psychologen verkauft. Ich habe mir nur irgendwann zugestanden, eine weibliche Intuition zu haben, die kommerziell ziemlich erfolgreich ist. Vor einigen Monaten rief mich eine sehr nette Frau an, die sich beraten lassen wollte. Wir trafen uns, das Gespräch harzte. Ohne genau zu wissen, warum, erzählte ich ihr von einem Mann, der nicht Nein sagen konnte. Sie sprang plötzlich auf und sagte, das sei ihr Problem. Ehemann, Mutter und Kinder zerrten ununterbrochen an ihr, und sie sage um der

Ruhe willen nie Nein. Wir sprachen darüber, wie sehr das ihren Stil prägte. Wie soll man man selbst werden, wenn man immer Ja sagt, wenn man Nein meint? Sie erzählte, sie sage selbst beim Einkaufen Ja, nur wegen der Verkäuferin. Tatsächlich trug sie nur blasse Farben, die sie sehr verletzlich aussehen ließen. Als wir einkaufen gingen, musste ich sie mehrmals davon abhalten, für andere Familienmitglieder einzukaufen. Das reizte sie mehr, als für sich einzukaufen. Meine erste Aufgabe war, ihr das klarzumachen.

Ein Kunde aus San Diego hatte mich angerufen, weil er jeden Morgen hilflos vor dem Kleiderschrank stand. Seine Bedingung war sehr präzise. Der Hauptteil seiner Garderobe sollte sein wie sein schwarzer Füllfederhalter: elegant, männlich, leicht zu handhaben. Wir gingen seine Garderobe durch und sahen, dass praktisch nichts dem Füllfederhalter-Kriterium genügte. Die für Gartenarbeit tauglichen Stücke hingegen machten über die Hälfte seiner Kleider aus. Der Rest waren Anzüge für gehobene Anlässe und jene Stücke, die man ins Fach ›Warum nur?‹ legen könnte. Es gibt sie in jedem Kleiderschrank. Man wird nie mehr verstehen, wieso man sie gekauft hat, und bewahrt sie dennoch auf. Ich fragte ihn, weshalb er mehr als zehn löchrige T-Shirts im Schrank habe. Er schüttelte den Kopf. Nachdem wir alle Sachen kontrolliert hatten, lag ein Riesenberg von Kleidern am Boden, die er nie mehr tragen wollte und zum Teil längst vergessen hatte. Übrig blieben drei oder vier intakte Füllfederhalter-Stücke, in denen er sich außer Haus sicher fühlte. Und das bei einem Arbeitspensum, das ihn praktisch nur zum Schlafen nach Hause kommen ließ.«

Levenes erstes Treffen mit dem Maler Stephen Schultz findet in dessen Atelier in Venice statt. Schultz ist ein großer, gut aussehender Mann, der mit schlurfendem Gang und hängenden Schultern seine Attraktivität ruiniert. Er trägt eine grüne Army-Hose, ein blaues Hemd, Strickjacke und Holzpantinen. Sein Problem, sagt er, sei nicht seine Garderobe, sondern seine Unfähigkeit, mit Galeristen zu verhandeln. »Fühlst du dich wohl in diesen Kleidern?«, fragt Levene, nachdem Fragen nach Lieblingsmaler, Lieblingsschauspielern und Lieblingsfilmen zu unergiebig einsilbigen Antworten geführt hatten. Ja, antwortet der Maler, im Anzug käme er sich zu mächtig vor. »Entfremdet?«, fragt Levene mit leuchtenden Augen. Schultz sieht ihn ratlos an. »Bist du deinem Körper entfremdet worden?« Schultz kann mit dem Wort nichts anfangen.

Nach längerem Schweigen sagt Levene: »Ich glaube, es wäre gut für dich, eine Kleiderpalette zu haben, die dich an schlechten Tagen aufmuntert.« Aus einem großen Bündel mitgebrachter Kleider hält er dem Maler ein Jackett hin, dann einen Pullover. Der Maler ist gänzlich desinteressiert. Levene hält ihm ein schwarzes Leinenhemd hin. Schultz streift es ohne Begeisterung über. Probier mal die dazu, sagt Levene leichthin und zieht eine dunkelgraue Krawatte aus Seidenripp hervor.

»Meine erste Krawatte seit zehn Jahren«, murmelt Schultz, als er sie vor dem Spiegel umbindet. Es klingt eher erstaunt als ablehnend. Von hinten wirft ihm Levene einen flauschigen dunkelbraunen, sehr leichten Wollmantel über die Schulter. Schultz starrt in den Spiegel, die Verwandlung ist verblüffend. Er sieht sich wieder an, geht im Atelier auf und ab, stellt sich nochmals vor den Spiegel und wird plötzlich rot, weil er sich zugelächelt hat. Er sieht doppelt so gut aus wie vor fünf Minuten und nicht ansatzweise verkleidet.

Am nächsten Tag sagt Malcolm Levene, Schultz sei noch

nicht sicher, ob er sich von ihm coachen lassen wolle. »Ich habe ihm gesagt, er müsse abnehmen und etwas für seine Haltung tun. Kleider allein bringen gar nichts.«

Nicht alle, deren Auftritt Levene mitgestaltet, sind freiwillige Kunden. Vor kurzem hat er einen Vertrag mit einem internationalen Finanz- und Telekommunikationsunternehmen unterschrieben. Sechs Monate lang wird er im Mutterhaus in Manhattan von den Papierkörben bis zur Geschäftsleitung alles und alle durchstylen. In Rhetorikkursen, Seminaren und Einzelberatungen werden Kadermitglieder von ihm lernen, sich und ihre Firma in bester Haltung und bester Kleidung zu verkaufen. Er wird zu dynamisch wirkenden Frisuren raten und die Telefonistinnen motivieren, sich bereits nach einem halben Klingeln zu melden, um Energie und Auftragshunger zu signalisieren. Keine Visitenkarte, kein Blumenarrangement soll ohne seinen Segen angefertigt werden. »Mit Inhalt hat das nichts zu tun. Ich gebe lediglich einen Rahmen vor«, sagt Malcolm Levene. »Aber der Rahmen wird zusehends entscheidender. Er gibt dem Kunden Trost und Sicherheit. Und den Wunsch, wiederzukommen. Allein schon deswegen bin ich mein Geld wert.«

206 x SEX IM KOPF

Als sich die Frau in der Straßenbahn neben ihn setzte, beugte er sich ein wenig vor und verkleinerte den Öffnungswinkel seiner Zeitung, damit er ihr auf die Beine schauen konnte. Es war ein reiner Reflex, ein Ur-Instinkt sozusagen. Dann erstarrte er. »Sie trug Bermudas und Ledersandalen und hatte unrasierte Beine. Dichte Wolle von oben bis unten. Vor allem aber hatte sie Haare auf den Zehen. Dunkle, schwarze Haare!« Er schüttelte sich bei der Erinnerung. Ja und? »Ich war so schockiert, dass ich danach glatte zehn Minuten nicht an Sex gedacht habe.« Der Erzähler grinste, die Zuhörerinnen auch. Was für ein netter, selbstironischer Mann, dachten sie.

Heute müssen wir annehmen, dass er nichts als die Wahrheit sagte. Denn inzwischen wurde eine wissenschaftliche Studie veröffentlicht, die nachweist, dass der Mann durchschnittlich 206 x täglich an Sex denkt. Bei einem Wachzustand von sechzehn Stunden funkt ihm das Hirn also alle viereinhalb Minuten etwas Geschlechtliches zu. Wenn man davon ausgeht, dass es eine Minute lang funkt, was gerade im Sommer angesichts der vielen notdürftig bedeckten weiblichen Körperteile nicht übertrieben scheint, bedeutet das, dass der durchschnittliche Mann dreieinviertel Stunden täglich durch sexuelle Gedanken lahm gelegt wird. Wobei lahm gelegt möglicherweise kein treffender Ausdruck ist.

Volkswirtschaftlich gesehen, ist das zum Verzweifeln, menschlich betrachtet hingegen ein Wunder an Verstellung. Ich meine, welche Frau sieht einem Mann an, dass er intellektuell sozusagen ununterbrochen mit Sex beschäftigt ist, während er ihr eine Software erklärt, einen neuen Kunden vorstellt oder eine Gulaschsuppe serviert?

Von Pornoshops einmal abgesehen, dringen nur ein paar wenige untrügliche Hinweise auf die monothematische männliche Gedankenwelt nach außen. Zum Beispiel das unablässige Wahrnehmen von Phallussymbolen. Ob die Frau an einem Bleistift kaut, einen Telefonhörer ans Ohr hält oder nach einem Salzstengel greift, stets feixt irgendeiner »Phallussymbol«. Eher spärlich gesät dagegen sind Frauen, die jeden Mann, der in eine Aprikose oder eine Semmel beißt, Handball oder Triangel spielt, sofort auf deren Ähnlichkeit mit der weiblichen Anatomie hinweisen.

Das liegt nicht an unserer Schamhaftigkeit, sondern an der weiblichen Gedankenlosigkeit. Wir essen Bananen gegen den Hunger und denken bei Linealen an gerade Striche. An Sex denken wir auch.

Wie oft, will anscheinend keiner wissen.

DAS VERSUCHSTIER

Als David Reimer 16 war, kaufte er sich auf dem Schwarzmarkt von Winnipeg eine Pistole und suchte den Arzt auf, der seinen Penis verstümmelt hatte. Dr. Huot saß an seinem Pult und blickte überrascht auf, als der unangemeldete Patient eintrat. »Schauen Sie mich genau an«, sagte David Reimer. Der Arzt, der ihn 15 Jahre lang nicht gesehen hatte, einnerte sich sofort und öffnete den Mund, um etwas zu sagen. Aber David Reimer wollte nicht zuhören, sondern reden und den Arzt dann töten. »Ich sagte: Sie haben mein Leben zerstört. Kein Mensch kommt mit mir zurecht. Und ich komme mit niemandem zurecht, der ein normales Leben hat.« Dr. Huot senkte den Kopf und begann zu weinen.

David Reimer rannte aus dem Raum, lief hinunter zum Red River und warf die Waffe in den Fluss. »Niemand«, sagt er, »kann auf einen weinenden Mann schießen.« Er sagt es sehr laut. Wie immer, wenn er über sein früheres Leben als Mädchen spricht, sieht es aus, als schreie er zum Himmel. Dabei ist es einfach so, dass der nervöse, brandmagere Mann dann instinktiv die Stimme hebt und niemanden mehr anblickt, sondern gegen die Decke brüllt. Fragen, die ihm zu nahe kommen, beantwortet er mit einem schrillen, meckernden Lachen. David Reimer, 34 Jahre, zwölf davon als Brenda Reimer registriert, hat keine leisen Töne für seinen vernarbten Körper und das, was ohne Not in ihm zerstört wurde.

Wenn man ihm heute begegnet, ist die Vorstellung, er sei

einst als Mädchen aufgetreten, fast grotesk. Außer seinem schmalen Gesicht und dem spärlichen Bartwuchs ist nichts Weibliches, nicht einmal etwas entfernt Androgynes an ihm. Sein schlingernder Cowboygang ist so auffällig, dass man denken könnte, er sei antrainiert, wenn nicht Eltern und Lehrer erzählen würden, David sei schon als kleines Mädchen so gegangen. Gegen die ungewöhnlich tiefe Stimme halfen auch die weiblichen Hormone nicht, die er als Jugendliche schlucken musste. Das dominierende Auftreten, die ausholenden Gesten und die kantigen Handbewegungen, mit denen er eine Zigarette nach der andern im Aschenbecher ausklopft, geben eine Ahnung davon, warum er als Mädchen eine todtraurige Witzfigur war.

Zu den wenigen Glücksfällen in Reimers Leben gehört die Begegnung mit dem New Yorker Journalisten John Colapinto. Der *Rolling Stone*-Autor hatte 1997 in einer Reportage erstmals über den Jungen berichtet, den man zum Mädchen machen wollte. Die Erzählungen des kanadischen Arbeitersohnes hatten Colapinto so berührt, dass er den Fall genauer beschreiben wollte. Nach über hundert Stunden Gespräch mit Reimer und ausführlichen medizinischen Recherchen schrieb Colapinto ein ungemein behutsames Buch über Davids Widerstand gegen das Experiment eines ehrgeizigen Wissenschaftlers, der jahrelang bewusst ignorierte, dass sein Versuchsobjekt vor Schmerz fast den Verstand verlor.

»Das Buch«, sagt Davids Mutter, »gibt seinem Leiden wenigstens eine Bedeutung. Kein Arzt, der so was tut, kann mehr behaupten, er habe es nicht besser gewusst.« David, der sich sein Leben lang heimlich oder offen beobachtet fühlte, sagt, endlich könne ihm niemand mehr ein Messer in den Rücken stecken, »jetzt steht ja alles da«. Die Frage, ob es ihn viel Mut gekostet habe, an die Öffentlichkeit zu gehen, lacht er weg: »Das war nicht Mut, das war Wut.«

Die erste Operation, bei der David Reimer verstümmelt wurde, gilt nach medizinischen Kriterien als Bagatelleingriff: Der achtmonatige David, der damals noch Bruce hieß, und sein eineiiger Zwillingsbruder Brian sollten wegen einer Vorhautverengung beschnitten werden. Ihre erst 19-jährige Mutter Janet, eine liebevolle und angesichts ihrer strengen mennonitischen Erziehung ungewöhnlich aufgeschlossene Arbeitertochter, hatte beobachtet, dass ihre Buben oft beim Pinkeln weinten. Zusammen mit ihrem 20-jährigen Ehemann Ron, der im städtischen Schlachthaus arbeitete, beschloss sie, dem Rat des Arztes zu folgen und ihre Kinder beschneiden zu lassen. Am Abend des 26. April 1966 lieferten sie die Zwillinge im Krankenhaus St. Boniface in ihrem Wohnort Winnipeg ein. Sie machten sich keine Sorgen. Das Spital hatte einen ausgezeichneten Ruf.

Am nächsten Morgen wurden die Eltern telefonisch gebeten, umgehend ins Krankenhaus zu kommen. Der behandelnde Arzt, ein Franko-Kanadier namens Jean-Marie Huot, eröffnete ihnen, Bruce' Penis sei verbrannt worden. Der Arzt hatte für die Operation einen so genannten Elektrokauter benutzt, der Schnittränder verschmort und Blutgefäße sofort verätzt. Huot hatte das Gerät zweimal ergebnislos angesetzt und beide Male die Temperatur erhöhen lassen. Als er es zum dritten Mal an Bruce' Vorhaut führte, hörte der Anästhesist ein Geräusch, »wie wenn ein Steak scharf angebraten wird«. Der sofort alarmierte Urologe stellte fest, dass der kleine Penis steinhart und die Harnröhre nicht mehr durchlässig war. In einer Notoperation setzte er Bruce durch den Unterbauch einen Katheter in die Blase. Von einer Beschneidung seines Zwillingsbruders Brian sahen die Ärzte nach dem Vorfall ab.

Die Vorstellung, dass er an jenem Tag einzig deswegen operiert wurde, weil sein Bettchen näher bei der Tür stand als das seines Bruders, verfolgt David Reimer noch heute. »Es ist hart, den Gedanken auszuhalten, dass dein ganzes elendes Leben nur aus Zufall so verlief«, ruft er und raucht atemlos. »Was wäre geworden, wenn sie aus Brian ein Mädchen gemacht hätten?« Janet Reimer sieht ihren Sohn lange an. »Er hätte nicht überlebt«, sagt sie, »er hat nicht deine Kraft.«

Als sie und ihr Mann Bruce im Spital wiedersahen, war sein Penis in Janets Erinnerung »nur noch eine kleine, schwarze Schnur«. In den Tagen danach bröckelte der verkohlte Rest, der von Bruce' Geschlechtsteil übrig geblieben war, Stückchen für Stückchen ab. Die verzweifelten Eltern suchten einen Arzt nach dem andern auf. Keiner machte ihnen die geringsten Hoffnungen. Penis-Rekonstruktionen, bis heute hoch komplizierte und selten zufrieden stellende Eingriffe, waren noch weitgehend unbekannt. Bestenfalls, sagten die Ärzte, würde Bruce ein Organ bekommen, mit dem er urinieren könne. Aber es würde in Farbe und Gewebe niemals einem Penis ähneln und nicht erigierbar sein. Der Chefarzt der psychiatrischen Abteilung von St. Boniface fasste Bruce' Perspektiven zu der Prophezeiung zusammen, der Junge werde begreifen müssen, »dass er unvollständig ist und deswegen abseits zu leben hat«.

Janet und Ron Reimer verheimlichten die Verstümmelung ihres Sohnes, so gut es ging. Sie mieden Spielplätze und wagten keinen Babysitter mehr ins Haus zu lassen, weil er die schreckliche Wunde hätte sehen können. Als Janet

Reimer nach zehn Monaten, in denen die Eltern sich und ihre Kinder immer stärker von der Umwelt abgekapselt hatten, im Fernsehen den Arzt John Money sah, verspürte sie zum ersten Mal so etwas wie Hoffnung.

Der neuseeländische Psychoendokrinologe, Leiter der psychohormonalen Forschungsabteilung des renommierten Johns Hopkins University Hospital in Baltimore, erzählte in jener Sendung mit provozierender Selbstverständlichkeit über Geschlechtsumwandlungen Erwachsener in seiner Klinik – damals in den USA eine schockierende Neuigkeit. Viel mehr allerdings interessierten Janet Reimer seine Ausführungen über Babys, die mit unterentwickelten oder ambivalenten Geschlechtsteilen auf die Welt kamen. Money behauptete, diese so genannten Intersex-Kinder könnten dank chirurgischen Eingriff und Hormonbehandlungen das eine oder das andere Geschlecht annehmen, egal, ob ihre Chromosomen sie als Buben oder Mädchen auswiesen.

John Money war damals in der Fachwelt bereits hoch angesehen. Er hatte den Begriff der Geschlechtsidentität geprägt und mit einer Studie an 131 Intersex-Kindern Furore gemacht, denen teilweise bei gleichen körperlichen Voraussetzungen entgegengesetzte Geschlechter zugewiesen worden waren – nach Moneys Behauptungen mit einer 95-prozentigen Erfolgsrate. Seine Folgerung: Intersex-Kinder werden, was ihre sexuelle Prägung angeht, als eine Art weiße Landkarte geboren. Nicht pränatale Prägung, sondern Erziehung und Umwelt seien entscheidend dafür, mit welchem Geschlecht sie sich später identifizierten. Moneys einzige Bedingung für das Gelingen der medizinischen Geschlechtszuweisung betraf das Alter der Kinder. Sie durften höchstens zweieinhalb Jahre alt sein.

Mehr als das Schicksal von Intersex-Kindern interessierte den ehrgeizigen Sexualforscher allerdings, den Beweis für eine viel umfassendere Erkenntnis zu liefern. John Money war überzeugt, dass nicht nur Intersex-Babys, sondern ausnahmslos alle Säuglinge ohne angeborene psychologische Geschlechtsidentität zur Welt kämen und erst durch die Gesellschaft weibliche oder männliche Rollenmuster erlernten.

Dass seine These in der Fachwelt mit Applaus aufgenommen wurde, überrascht nicht. Der wissenschaftliche Zeitgeist der fünfziger und sechziger Jahre war weit entfernt von dem heutigen Glauben, das Geschlecht sei in den Genen festgeschrieben. Moneys Kollegen schien es einleuchtend, dass geschlechtsspezifisches Verhalten entscheidender durch die Umwelt als durch Veranlagung beeinflusst werde. Dass das körperliche Geschlecht allerdings für die Psyche eines Menschen überhaupt keine Rolle spiele, wie Money suggerierte, war eine Sensation.

Einer der wenigen Kritiker, die den prominenten Money offen anzuzweifeln wagten, war der junge New Yorker Hormonforscher Milton Diamond. Tierversuche hatten ihn zum genau entgegengesetzten Schluss gebracht: Durch vorgeburtliche Hormoneinflüsse war das Geschlecht von Säugetieren in ihrem Gehirn unumstößlich festgelegt, wenn sie geboren wurden. Milton Diamond sah keinen Grund, warum das beim Menschen anders sein sollte. Und Moneys Studie an Intersex-Kindern ließ sich nach Meinung seines Kritikers keineswegs auf sexuell normal geborene Kinder übertragen, weil niemand wisse, welchem Ausmaß von weiblichen und männlichen Hormonen Intersex-Kinder im Mutterleib ausgesetzt gewesen seien. »Wir besitzen«, schrieb Diamond 1966 in dem US-Fachblatt *Quarterly Review of Biology*, »kein eindeutiges Beispiel für ein normales Individuum, das als eindeutig männlich geboren wurde und erfolgreich als weibliches Wesen aufwuchs. Erst damit aber wäre eine solche Theorie zu stützen.« Der Anspruch war wissenschaftlich berechtigt. Aber wie sollte ein Forscher Gelegenheit haben, einen gesunden, eindeutig männlichen Säugling zum Mädchen zu machen?

Acht Monate nach dem Erscheinen von Diamonds Aufsatz erhielt John Money, nach Beschreibung seiner Mitarbeiter ein auf Kritik sehr jähzornig reagierender Mann, einen Brief von Janet Reimer. Hier war sie, die Chance für den endgültigen Beweis. Nicht nur gab es vertretbare Gründe, den mit kompletten männlichen Geschlechtsteilen geborenen Buben als Mädchen zu erziehen. Bruce hatte außerdem, Traum jedes Wissenschaftlers, einen eineiigen Zwillingsbruder, einen Klon.

Wenn aus Bruce erfolgreich ein Mädchen gemacht werden konnte, während sein Bruder Brian, mit demselben genetischen Code unter identischen hormonalen Bedingungen im Mutterleib ausgetragen, als normaler Junge heranwuchs, würde das Kritiker ein für allemal mundtot machen. Money schrieb den Reimers postwendend, er sehe gute Chancen für Bruce, sie sollten sofort nach Baltimore kommen.

Wenige Tage später saß das junge kanadische Paar in seinem Arbeitszimmer in Baltimore. Money beschrieb, wie Bruce operativ eine Vagina erhalten sollte, die ihm als Frau ein normales Geschlechtsleben, selbst einen Orgasmus ermöglichen werde. Eine Östrogenbehandlung in der Pubertät werde auch den Rest des Körpers verweiblichen. Der Arzt verwies auf die Erfahrungen mit Intersex-Kindern, die psychisch glückliche Frauen geworden seien. Weder Janet noch Ron Reimer können sich erinnern, ob Money ihnen auch sagte, dass mit Bruce erstmals ein als Bub zur Welt gekommenes Kind als Mädchen erzogen würde. Sie erinnern sich nur an Moneys Zusicherung, dass es »keinen Grund gibt, warum es nicht funktionieren sollte«.

Die Eltern erbaten sich Bedenkzeit. Sie waren unsicher. Bereits nach wenigen Tagen erhielten sie Post von Money, der ihnen vorwarf, die Sache zu verschleppen. Der Gedanke, wie viel Hohn und Unglück ein Junge ohne Penis würde ertragen müssen, gab schließlich den Ausschlag. Am 3. Juli 1967 wurde Bruce Reimer, 22 Monate alt, in Baltimore kastriert. Sein neuer Name war Brenda. Die Schuldgefühle, ihren damaligen Zweifeln nicht gefolgt zu sein, martern die heute 54-jährige Janet Reimer jeden Tag. Die robust wirkende Frau, die so gerne lacht und ihren Sohn David mit unendlichem Stolz ansieht, nimmt seit Jahren Medikamente gegen ihre schweren Depressionen. »Ich hätte mich viel genauer informieren sollen«, sagt Janet Reimer, »aber ich sehnte mich zu sehr nach jemandem, der die Verantwortung übernimmt und mir sagt, was ich zu tun habe.« Ihr Sohn hat ihr längst verziehen. Sie selber ist weit davon entfernt. »Ich habe nicht getan, was das Beste für ihn gewesen wäre. Gibt es dafür eine Entschuldigung?«

Dr. Money schärfte den Eltern ein, jede Art von Zweifel am Erfolg des Experiments zu unterdrücken, um Brendas Identitätsfindung nicht zu gefährden. Und selbstverständlich sollte Brenda nie erfahren, dass sie als Junge geboren war. Janet Reimer informierte die Verwandten, ließ ihrem kastrierten Buben die Haare wachsen und schneiderte aus ihrem Hochzeitskleid Brendas erstes Röckchen.

Der Versuch, aus dem lebhaften erstgeborenen Zwilling Bruce ein Mädchen zu machen, war vom ersten Tag an eine Qual. Brenda zerrte wütend an ihren Mädchenkleidern und war jeden Abend von oben bis unten verdreckt. Janet Reimer hoffte, ihre Wildheit sei eine Frage der Zeit, und versuchte, das Kind für Puppen und Schminksachen zu begeistern. Brenda würdigte das Mädchenzeug kaum eines Blickes. Sie ging breitbeinig, setzte sich breitbeinig, warf sich begeistert in jedes Bubengerangel und heulte vor Enttäuschung, wenn sie andere Geschenke bekam als ihr wesentlich sanfterer Zwillingsbruder. Bis auf die weichen Locken war nichts an ihr mädchenhaft.

Auf die Frage, wann er erstmals gemerkt habe, dass er anders sei als andere Mädchen, lacht David Reimer sein hohes, lautes Staccato-Lachen: »Vom ersten Tag an. Ich wusste nicht, was ich war, aber ich wusste, dass ich mich nicht als Mädchen fühlte.« Dann beginnt er wieder zu schreien: »Operiert jemand Frauen zu Männern um, nur weil ihre Brüste amputiert wurden? Warum wurde ich kastriert, nur weil ich keinen Penis hatte? Es ist doch nicht der Penis, der einen Mann macht!«

Als Brenda in den Kindergarten kam, wurde ihre Andersartigkeit, die Ron und Janet Reimer so krampfhaft zu übersehen versuchten, sofort bemerkt. Wann immer sie auftauchte, kicherte die ganze Klasse. Aber Brenda fiel nicht nur durch ihr herrisches, burschikoses Verhalten auf. Eines Tages wurde die Kindergärtnerin von einem Mädchen gefragt: »Warum pinkelt Brenda im Stehen?«

Bis heute kann David Reimer kaum darüber reden, wie sein Körper damals aussah. »Ich ließ niemanden in meine Nähe, badete allein und zog mich allein an. Aber ich wusste nicht wirklich, warum ich anders war.« John Colapinto sagt, David habe ihm in ihren Gesprächen wenig verschwiegen, auch keine körperlichen Details. Aber zu seinem Körper als Brenda habe er bis heute einen blinden Fleck: »Er hatte ein solches Trauma, dass er sich nicht ansehen konnte.«

Da die Ärzte in Baltimore außer der Kastration noch keine chirurgischen Eingriffe an Brendas Geschlechtsteilen vorgenommen hatten, bestand ihr Unterleib zu jener Zeit aus einer behelfsmäßigen Öffnung für die Harnröhre und der Haut des leeren Hodensacks, aus der später die Vagina geformt werden sollte. Unter den Brandnarben der missglückten Beschneidung zeichnete sich der Überrest seines Penis' als winziger Stumpf ab. Obwohl Brendas Urin beim Pinkeln fast rechtwinklig aus der Harnröhre schoss und mehrheitlich neben dem Klo landete, war das Mädchen nicht zu bewegen, sich hinzusetzen. Dr. Money beschwichtigte Janet Reimer, die wiederholt ihre Unruhe über Brendas Bubenbenehmen äußerte, das sei normal und werde sich geben.

Es wurde schlimmer. Als Brenda in die Schule kam, waren ihre schlechten Leistungen und ihr unruhiges Benehmen so unübersehbar, dass ihre Eltern sich nicht anders zu helfen wussten, als die Schulbehörden über Brendas Geschlechtswechsel zu informieren. »Wir dachten, wie kann man von einem Kind erwarten, dass es sich auf Schularbeiten konzentriert«, sagt Brendas damalige Lehrerin, »wenn sich im Hintergrund diese furchtbaren Dinge abspielen?«

Brian wurde versetzt, Brenda musste die erste Klasse wiederholen. Ihre Leistungen blieben schlecht. »Wenn du bewältigen musst, was ich zu bewältigen hatte, ist eine Schulprüfung etwa das Letzte auf der Liste«, sagt David Reimer. »Ich musste darüber nachdenken, wie ich den

Krieg in meinem Kopf überlebe, den sie angezettelt hatten. Alle starrten mich an wie ein Insekt, und ich wusste nicht, warum.«

Seit der Kastration reisten Ron und Janet Reimer jedes Jahr einmal mit den Zwillingen zu Dr. Money nach Baltimore. Schon bei der ersten Begegnung nach der Operation, notierte der Arzt, habe sich die knapp 4-jährige Brenda mit allen Mitteln gegen eine Untersuchung gewehrt: »Es hatte etwas von Wahnsinn.« Auch Bruder Brian hasste die Arztbesuche. Die Zwillinge waren immer sicherer, dass alle ringsherum etwas vor ihnen geheim hielten. Was genau, wussten sie nicht. Aber Brendas Angst vor dem Mann in Baltimore war schon 1974 so unerträglich, dass sie wenige Tage vor dem Reisetermin einen Nervenzusammenbruch hatte. Sie konnte nicht mehr aufhören zu weinen.

»Als Kind«, sagt David Reimer, »kommst du nicht in einer Million Jahren auf den Gedanken, dass du ein Bub sein könntest, aus dem sie ein Mädchen gemacht haben.« Er wusste nur, dass Brenda »trotz all den Versuchen ihrer Umgebung, ihren Geist zu manipulieren«, nicht so war, wie man sie wollte. Also, sagt er, habe er wie ein Schachspieler jeden Zug seiner Gegner erahnen müssen, um nichts falsch zu machen. Er sei immer bemüht gewesen, Money und seinen Helfern die erwarteten weiblichen Antworten zu geben, um sie zufrieden zu stellen, und vor allem blitzschnell vom Thema abzulenken, wenn John Money auf das Thema zu sprechen kam, vor dem Brenda Todesangst hatte: die Operation.

Als Money sie zum ersten Mal darauf ansprach, dass man etwas tun könne, dass sie da unten wie ein richtiges Mädchen aussehen würde, antwortete die damals knapp Siebenjährige mit großer Bestimmtheit: »Ich würde das nicht tun.«

John Colapinto ist noch heute, drei Jahre nach Beendigung seiner Recherchen, voller Staunen über diesen Satz, von dem Brenda ihr Kinderleben lang nicht abwich. »Sexualität ist der erste Baustein unserer Identität, die erste Frage nach der Geburt: Mädchen oder Bub? David hatte als Brenda mit ihrem entstellten Körper nicht einmal Hinweise auf ihre Identität.« Weder er noch irgendwer könne sich auch nur annähernd vorstellen, was Brenda damals gedacht habe zu sein. »Sie orientierte sich mit unglaublicher Kraft fast 14 Jahre lang an ihren inneren Sternen, gegen die gesamte Außenwelt. Aber ein so junger Mensch schafft das nur für eine gewisse Zeit. Irgendwann endet er im Dunkeln, im Selbstmord oder im Wahnsinn.«

Obwohl John Money aus Gesprächen und Tests sehr genau wusste, dass Brenda tief verwirrt war über ihre Identität, feierte er ihren angeblich geglückten Geschlechtswechsel in dem 1972 veröffentlichten Buch *Männlich – Weiblich* als finalen Beweis für seine Theorie. Das Buch machte Furore, die Feministinnen waren begeistert: Wenn ein Bub zum Mädchen werden konnte, waren männliche und weibliche Verhaltensmuster veränderbar. Die *New York Times Book Review* feierte Moneys Werk als »wichtigstes soziologisches Buch seit dem Kinsey-Report«.

Janet und Ron Reimer wussten nichts von dem Buch. Sie wussten auch nichts von den quälenden Doktorspielen, die Money Brian und Brenda in Abwesenheit der Eltern spielen ließ. Der Wissenschaftler, überzeugt, dass das Erkunden eigener und fremder Geschlechtsteile zentral sei für eine erfolgreiche kindliche Identitätsbildung, befahl den Zwillingen wiederholt, sich nackt auszuziehen und

Kopulationsbewegungen zu imitieren. Er zeigte ihnen Bilder von Paaren beim Sexualakt und benutzte zur Erklärung Wörter wie »ficken«, »Möse« oder »Schwanz«, was er für unverklemmt hielt. David Reimer sagt zu den erzwungenen Sex-Spielen schroff, er erinnere sich an sehr wenig und so wolle er es auch weiterhin halten. Sein Zwillingsbruder Brian will nicht darüber sprechen.

Ihren Eltern hatten die Kinder Moneys Praktiken aus einfachem Grund verschwiegen: Sie dachten, die Eltern wüssten Bescheid und seien damit einverstanden. Außerdem waren die Spannungen zu Hause ohnehin kaum erträglich. Auf Rat von Dr. Money versuchte Janet Reimer immer wieder, ihre Tochter auf die unerlässliche Vaginaloperation anzusprechen, worauf Brenda jedes Mal sofort davonlief.

Die Gewissheit, dass ihre Mutter mit Money im Bund war, ließ die unglückliche Tochter offen rebellieren. Aber inzwischen befasste sich die Beratungsstelle der Schule nicht mehr nur mit Brenda, sondern zunehmend auch mit Brian. Seine Eifersucht auf die Schwester, der alle Sorgen der Eltern galten, manifestierte sich in immer auffälligerem Verhalten. Als er 1975 bei einem versuchten Ladendiebstahl erwischt wurde, flohen Ron und Janet Reimer mit ihren Kindern vor den Argusaugen von Verwandtschaft und Schule aus Winnipeg.

Der Umzug in ein Wohnmobil in British Columbia, wo sie niemanden kannten, machte die Probleme schlimmer. Sie waren nun völlig isoliert. Janet Reimer verfiel in schwere Depressionen. Ron Reimer, ein warmherziger, aber schweigsamer Mensch, war inzwischen überzeugt, dass die Verwandlung von Bruce in Brenda ein fürchterlicher Fehler gewesen war. Aber er konnte für die Gedanken, die ihn marterten, keine Worte finden. Er flüchtete sich in die Arbeit und betrank sich abends vor dem Fernseher.

Janet Reimer beging einen Selbstmordversuch. Das Paar redete über Scheidung. »Aber wir konnten uns nicht leisten, auseinander zu fallen«, sagt Janet Reimer heute, »wir hatten niemanden außer uns.« An Brendas Verlorenheit änderte der Umgebungswechsel nichts. »Es ist immer dasselbe: hier die Mädchen, dort die Buben. Und du gehörst nirgends hin. Also bist du ein Freak.« Als nach eineinhalb Jahren der Wohnwagen ausbrannte, kehrten die Reimers nach Winnipeg zurück.

Brendas neuem Schulvorstand schienen ihre ängstliche Unruhe und ihre Selbstisolierung derart deutliche Hilferufe zu sein, dass er intensive Betreuung anordnete. Keith Sigmundson, psychiatrischer Leiter der Kinderklinik, kannte den Fall aus John Moneys Veröffentlichungen und war entsetzt, wie sehr das angeblich glückliche Mädchen litt. Außerdem war dieser junge Mensch, der da mit gespreizten Beinen in einem Kleid vor ihm saß und eine Hand aufs Knie stützte, eindeutig ein Junge. Seine Kollegen, die Brenda durch einen Einwegspiegel beobachtet hatten, stimmten ihm zu.

Trotzdem, sagt Sigmundson, habe man Brenda weiterhin als Mädchen behandelt. Denn nach Meinung des Ärztekollegs sei die Sache bereits viel zu weit fortgeschritten gewesen. Vor allem aber sei Brenda Dr. Moneys Paradefall gewesen. Wer war denn er, Sigmundson, ein eben erst 34-jähriger Psychiater in der kanadischen Provinz, gegen den weltberühmten Forscher? Er ordnete an, dass Brenda von Psychiaterinnen in ihrer Weiblichkeit bestätigt werden sollte.

Drei Psychiaterinnen scheiterten nacheinander an der Aufgabe. Die erste suchte brieflich bei John Money um Rat nach, wie dem Mädchen zu helfen sei, das sich als »Junge in Mädchenkleidern« sehe. Money regte an, die Ärztin solle das Mädchen von der Hormonbehandlung überzeugen und auf die Vaginaloperation vorbereiten.

Eines Tages legte Ron Reimer seiner Tochter eine Packung Östrogentabletten hin, »damit du einen Büstenhalter tragen kannst«. Als die Eltern entdeckten, dass Brenda die Pillen unter der Zunge versteckte und ausspuckte, musste sie sie in ihrem Beisein schlucken. Kaum fingen ihr Brüste an zu wachsen, begann Brenda wie besessen zu essen, um die Rundungen als Fett zu tarnen. Etwa zur gleichen Zeit bekam sie trotz Kastration und Östrogenbehandlung einen unüberhörbaren Stimmbruch. Janet Reimer verwies das verwirrte Mädchen auf eine bekannte Fernsehschauspielerin, die ebenfalls eine raue Stimme hatte.

Die zweite Psychiaterin riet, Brenda die Wahrheit zu sagen, weil sie einer Operation nur zustimmen würde, wenn sie die Gründe kenne. Die dritte befand, man müsse Brenda sofort erlauben, wieder ein Junge zu werden, was die Eltern ablehnten. David Reimer erinnert sich an alle drei unterschiedslos als »Leute, deren Job es war, mir Sand in die Augen zu streuen. Es ging ihnen nie um mich, sondern um etwas, was sie aus mir machen wollten.« Beim letzten Besuch der Reimers in Baltimore stellte John Money Brenda einen Transsexuellen vor, »der das getan hat, was du auch tun wirst«. David starrte das Wesen an, das mit künstlich hoher Stimme auf ihn einredete. »Es war ein verkleideter Mann mit einer Frauenfrisur«, sagt er, »eine lächerliche Person. Was immer mein Problem war, das sollte mir nicht passieren.« Brenda rannte in Panik aus dem Spital. Sie sagte ihren Eltern, wenn sie John Money noch einmal sehen müsse, bringe sie sich um.

Zurück in Winnipeg, benahm sich die inzwischen fast 13-Jährige zur Freude ihrer Eltern plötzlich so weiblich, wie sie nie jemand gekannt hatte. Sie schminkte sich unbeholfen, pinselte sich das Rouge kreisrund auf die Wangen und kaufte freiwillig Mädchenkleider. »Ich sah zwar aus wie ein Ochse, ging wie ein Football-Spieler, und alle hackten auf mir herum«, sagt David Reimer, »aber ich dachte, wenn ich mich anstrenge als Mädchen, lassen sie mich mit der Operation in Ruhe.«

Schlimmer als die Verkleidungen waren die wach werdenden sexuellen Interessen ihrer Mitschülerinnen und Mitschüler. Das dicke Mädchen gab vor, wie alle andern Mädchen in irgendeinen Jungen verknallt zu sein. Aber rot wurde sie dann, wenn sie ein Mädchen beim Umziehen sah. Die immense Anstrengung, einem Bild zu entsprechen, das sie täglich neu improvisieren musste, ließ sie alles andere vergessen. Mit fast 14 war Brenda Reimer nicht mehr fähig, auch nur die Namen der Wochentage richtig zu schreiben. Sie wurde in eine Berufsschule für verhaltensgestörte Jugendliche versetzt, wo man sie sofort Gorilla taufte.

Die 63-jährige Psychiaterin Mary McKenty, die Brenda damals betreute, war der erste Mensch, dem sie sich öffnete. »Ganz am Anfang«, sagt David Reimer, »provozierte ich sie mit der Frage, was sie denn davon verstehe, dass einem Menschen etwas fehle. Da knöpfte sie ihre Bluse auf und zeigte mir die Narben ihrer amputierten Brüste.« Zum ersten Mal in ihrem Leben wagte Brenda einen Menschen zu fragen, was mit ihrem Körper geschehen sei.

Was denkst du, fragte die Psychiaterin. »Ich glaube«, sagte Brenda, »meine Mutter hat mir zwischen die Beine geschlagen.«

Die Psychiaterin alarmierte die Eltern. Janet Reimer war am Boden zerstört. Als Brenda fragte, ob sie dieses Jahr wieder nach Baltimore fahren würden, fragte die Mutter zurück: »Hätte es einen Sinn?« Nein, sagte Brenda. »Dann fahren wir nicht«, sagte Janet Reimer.

Im März 1980 holte Ron Reimer Brenda von einer Therapiestunde bei Mary McKenty ab. Dann kaufte er für seine Tochter ein Eis. In der Auffahrt zu ihrem Reihenhaus stellte er den Motor ab und erzählte ihr, was seit ihrer Geburt geschehen war.

»Ich weiß nicht mehr«, sagt David, »wie das Eis auf meinen Schoss tropfte. Ich erinnere mich nur noch an die Erleichterung. Ich hatte so Angst gehabt, ich würde wahnsinnig. Nun machte plötzlich alles Sinn.« Als Ron Reimer fertig geredet hatte, stellte Brenda eine einzige Frage: »Wie war mein Name?«

Brenda beschloss, bei ihrer Volljährigkeit mit 18 ein Mann zu werden. Aber ihre Scham, Mädchen zu spielen, wurde täglich unerträglicher. Schon nach kurzer Zeit wollte sie sofort offiziell ein Junge sein, allerdings keiner namens Bruce. »Zum ersten Mal in meinem Leben«, sagt David Reimer, »wollte ich für mich eine Entscheidung treffen.« Er sagte seinen Eltern, er wolle Joseph oder David heißen. David, sagten sie. Weder Janet noch Ron Reimer nannten ihren Sohn danach jemals wieder Brenda.

Eine Woche nach seinem 15. Geburtstag hatte der immer noch dicke David bei einer Familienfeier in Anzug und Krawatte, die Brüste unter dem Hemd mit einem Tuch platt gebunden, seinen ersten Auftritt als Zwillingsbruder von Brian. Aufgeregt tanzte er mit seinen Cousinen. Die Verwandten kannten seine Geschichte, es gab wenig Tratsch.

Die Schule war das ungleich größere Problem, obwohl David durch die vielen Schulwechsel und seine Kontaktscheu wenig Freunde hatte. Mary McKenty setzte durch, dass er Privatunterricht bekam. Die meiste Zeit allerdings brütete er im Kellerzimmer des Elternhauses: »Ich ging nicht mehr hinaus. Ich konnte das doch alles nicht erklären. Es machte mich ja selber schwindlig.« Fast drei Jahre lang verkroch sich David aus Angst, jemand könne sagen, der trug doch immer Mädchenkleider.

Seine Brüste, die er bis heute nie Brüste, sondern Fett nennt, wurden amputiert. Testosteronspritzen ließen ihn wachsen, Bartflaum begann zu sprießen. Aber seine Gesichtsform blieb, Folge der Östrogenbehandlung, für einen Jungen auffällig schmal und mädchenhaft. Noch heute muss der 34-Jährige manchmal seine Identitätskarte vorweisen, um zu beweisen, dass er erwachsen ist.

Kurz vor seinem 16. Geburtstag konstruierten Chirurgen in Winnipeg mit Haut von der Innenseite seiner Oberschenkel einen Penis und füllten den Hodensack mit Plastik auf. Das Ersatzorgan funktionierte so kläglich, wie es aussah. Es taugte einzig zum Urinieren, wenn überhaupt: Allein im ersten Jahr nach dem Eingriff lag er weitere achtzehnmal im Spital, weil seine künstliche Harnröhre entweder blockiert war oder Entzündungen verursacht hatte.

Als David Reimer mit 18 zaghafte erste Schritte unternahm, wieder unter Menschen zu gehen, war aus dem dicken Teenager ein außergewöhnlich gut aussehender Mann geworden. Die Mädchen liefen ihm nach. Er verabredete sich mit ihnen, behauptete aber schon nach zwei

Dosen Bier, für irgendetwas anderes als Küsse zu betrunken zu sein.

Eines Abends war er tatsächlich sturzbetrunken und schlief neben dem Mädchen ein, in das er verliebt war. Als er am nächsten Morgen aufwachte, sah er sofort an ihrem merkwürdigen Blick, dass sie seinen Penis angeschaut hatte, während er schlief. Er erzählte etwas von einem Unfall. Ein paar Tage später wusste seine ganze Clique Bescheid. Wie früher, sagt er, hätten alle über ihn, den Freak, gelacht. Zu Hause versuchte er, sich mit einer Schachtel Antidepressiva seiner Mutter umzubringen. »Ich konnte den Schmerz nicht mehr ertragen. Die Demütigung war zu groß.«

Als Janet und Ron Reimer ihren bewusstlosen Sohn fanden, überlegte Janet, ob sie ihn nicht sterben lassen sollten. »Dieser Bub hatte sein Leben lang nur gelitten«, sagt sie, »mit welchem Recht muteten wir ihm dieses Leben weiter zu?« Es war ein Gedanke von ein paar Sekunden. Dann rasten sie mit David ins Krankenhaus, wo sein Magen ausgepumpt wurde. Eine Woche später wurde er nach einem zweiten Selbstmordversuch von Brian gerettet. Danach verkroch er sich ein Jahr lang allein in einer Waldhütte. »Endlich«, sagt er, »war es ruhig.« Mit 22 benutzte David Reimer einen Teil des Geldes, das ihm das Krankenhaus St. Boniface als Schadenersatz bezahlt hatte, um seinen wenig tauglichen Penis ersetzen zu lassen. Dank den Fortschritten der Mikrochirurgie war das in zwölf Eingriffen konstruierte neue Glied, diesmal aus der Haut seines rechten Unterarms und aus Knorpeln zusammengesetzt, berührungsempfindlich und erigierbar.

Obwohl sein Körper durch die Narben der beidseitigen Brustamputation, der Verbrennung am Unterbauch und der beiden Hauttransplantationen inzwischen aussah »wie der von Frankenstein«, war David Reimer damit zum ersten Mal in seinem Leben so etwas wie glücklich. Dennoch dauerte es zwei Jahre, bevor er zum ersten Mal mit einer Frau schlief. An flüchtigen sexuellen Kontakten war er nicht interessiert. Er sah sich als »Einfrauenmann und Familienmann wie mein Vater«. Aber welche Frau würde einen Mann heiraten, der keine Kinder zeugen konnte?

Im Herbst 1988 stellte ihm sein Bruder die 25-jährige Jane Fontane vor, eine kleine, hübsche, dicke Frau mit einem herzlichen Lachen und drei unehelichen Kindern von drei Männern. Die beiden verliebten sich. Jane sagt, als sie Davids Geschichte hörte, habe er ihr fürchterlich Leid getan. Aber sie selber habe das nie beschäftigt. Zwei Jahre später heirateten sie.

David, sagt Jane liebevoll, sei ein wunderbarer Vater. »Sie ist sehr gut zu mir«, sagt David. Die älteste Tochter ist vor kurzem ausgezogen. Mit Jane und den beiden jüngeren Kindern lebt er in einem kleinen Einfamilienhaus in Winnipeg. Seit im Schlachthof, wo er mehrere Jahre lang arbeitete, ein Teil des Personals entlassen wurde, ist er auf Stellensuche.

In der Freizeit geht er manchmal mit seinem Sohn und seinem Vater fischen. Meistens sieht er mit seiner Frau und den Kindern fern. Engere Bekannte hat und will er keine. Mit Jane und seiner Mutter geht er seit kurzem zum Bibelstudium. »Er lernt da zu vergeben und loszulassen«, sagt seine Mutter, »oder zumindest, mit seinen Wutanfällen umzugehen.«

David Reimer wirft den Kopf zurück. »Wenn du jemanden so hasst wie ich John Money«, ruft er, »kannst du nicht vergessen, niemals. Jeden Morgen, wenn ich aufwache, sitzt er da. Ich werde ihn nicht los.«

Der heute 78-jährige John Money hat die Geschichte von dem Buben, der ein glückliches Mädchen wurde, nie revidiert. Er tilgte den so genannten Fall John/Joan, der ihn weltberühmt gemacht hatte, ohne Kommentar aus seinen Publikationen. Fragen dazu beantwortet er nicht.

UNBEFLECKTE EMPFÄNGNIS

Drei Kinder hat die 27-jährige Amerikanerin Lisa Whippler bis jetzt zur Welt gebracht. Die beiden ersten waren ihre eigenen – Produkte der Liebe zwischen ihr und ihrem Ehemann John. Mit dem dritten Kind verbindet sie keinerlei genetische Verwandtschaft. Es ist in einem Labor gezeugt worden, wo Samen- und Eizelle eines fremden Paares zusammengebracht und in Lisas Gebärmutter eingepflanzt wurden. Lisa hat dem Paar ihren Körper zur Verfügung gestellt, vermietet, und nachdem sie das Kind geboren hatte, gab sie es zurück an die biologischen Eltern. Im Moment ist Lisa wieder schwanger, zum vierten Mal, und auch dieses Kind ist nicht mit ihr verwandt.

Frau Whippler, Ende Dezember kommt das zweite Kind zur Welt, das Sie als Leihmutter ausgetragen haben. Wer wird bei der Geburt dabei sein?

Die Eltern des Kindes und mein Mann. Das ist im Geburtsplan festgelegt, den man vorher macht. Dort steht auch, wer die Nabelschnur durchtrennen wird.

Wer wird das sein?

Vermutlich mein Mann. Die Eltern des Kindes legen keinen großen Wert darauf. Bei meiner ersten Leihmutterschaft war es die Mutter des Kindes.

Störte Sie die Anwesenheit der Eltern des Kindes im Kreißsaal nicht?

Im Gegenteil. Als William, mein erstes Leihbaby, geboren wurde, stand sein Vater hinter mir am Kopfende, seine Mutter hielt meine Hand. Wenige Sekunden vor der Geburt sagte mein Mann, der am Fußende stand: »Daddy, komm hierher und sieh dir das an. Du kannst nur einmal miterleben, wie dein Sohn geboren wird.« Es war so emotional von meinem Mann, dass wir alle zu weinen anfingen.

Wem wurde das Kind nach der Geburt in den Arm gelegt?

Zuerst nahm es die Mutter, danach der Vater in den Arm. Plötzlich sagten die Eltern zu mir: »Oh, sorry, willst du ihn auch einmal halten?« Aber schon da war mir das Baby so fremd, als würde ich das Kind einer Nachbarin in den Arm nehmen.

Obwohl Sie es gerade geboren hatten?

Ja, aber eine Minute später war es vorbei. Als sei es nie passiert. Ich sah die Mutter mit dem Kind, und es war für mich, als habe sie es geboren. Ich spürte keinen Verlust. Ich hatte das Gefühl, ich gehöre nicht in die Geburtsabteilung, denn ich hatte ja gar kein Kind dort.

Wie lange dürfen Sie als Leihmutter das Kind sehen, das Sie geboren haben?

Für die Zeit im Spital bekomme ich ein notarielles Schreiben, worin steht, dass ich das Baby sehen darf. Das sind bei einer normalen Geburt ein, höchstens zwei Tage. Danach habe ich keinerlei Anspruch mehr darauf. Williams Eltern flogen mit dem Kind unmittelbar nach meiner Entlassung aus dem Spital an die Ostküste zurück, wo sie wohnen.

Waren Sie traurig?

Nein. Man bereitet sich mental vor. Der Kopf ist ein mächtiges Instrument. Natürlich hätte ich mich auch dazu bringen können, mich schlecht zu fühlen. Es war merkwürdig, danach nach Hause zu gehen, zu essen, was ich wollte, mich auf den Bauch zu legen und die Nacht durchzuschlafen. Aber mir fehlte nichts.

Geht es anderen Leihmüttern gleich?

Vier Tage nach der Geburt ging ich zu einem Treffen der Leihmüttergruppe, die ich regelmäßig besuche. Ich war so munter, dass ich die Gruppenleiterin fragte, ob ich eigentlich kaltherzig sei. Sie sagte, die meisten Leihmütter hätten nur dieses eine Ziel, einem Paar zu einem Kind zu verhelfen. Wenn dieses Ziel erreicht sei, seien sie mit sich selbst in Einklang.

Haben Sie seither von William gehört?

Laut Vertrag sind die Eltern im ersten Jahr verpflichtet, mir alle drei Monate ein Bild zu schicken. Danach ist der Vertrag erfüllt. Wenn sie nicht wollen, müssen sie sich nicht mehr melden. Aber wir sind nach wie vor in Kontakt.

Denken Sie manchmal, was wohl jetzt das Kind macht?

Nicht häufiger, als ich zum Beispiel an meinen kleinen Neffen denke. Und ich muss sagen, dass ich mich nicht sehr häufig frage, was wohl mein Neffe macht. Dazu habe ich zu viel zu tun.

Würden Sie William zu sich nehmen, wenn den Eltern etwas zustieße?

Nein. Das würde das Gleichgewicht meiner Familie durcheinander bringen. Und meine Familie kommt zuerst. Nur weil ich William ausgetragen habe, ist er noch lange nicht mein Kind. Laut Vertrag steht mein Name nicht einmal in der Geburtsurkunde. Der Vertrag sagt auch, wer für das Kind sorgt, falls die Eltern sterben. Das sind nicht wir. Wir müssten das Kind adoptieren wie jede andere Familie auch.

Wie kamen Sie auf die Idee, Leihmutter zu werden?

Daran erinnere ich mich sehr genau. Ich lag im Bett, stillte Zachary, mein zweites Baby, und las in einer Familienillustrierten Anzeigen, in denen Eispenderinnen und Leihmütter gesucht wurden. Ich fragte meinen Mann, kannst du dir vorstellen, wir hätten Kinder gewollt und es hätte nicht geklappt? Das ist ein schrecklicher Gedanke. Am nächsten Tag rief ich die Agentur an und ließ mich informieren.

Was bewog Sie dazu?

Das Gefühl, etwas zurückgeben zu müssen. Ich bin seit sieben Jahren glücklich verheiratet und habe zwei Buben, die ich über alles liebe und für die ich mir Zeit nehmen kann. Das ist mehr Glück, als meine Mutter in ihrem ganzen Leben hatte. Sie ist mehrfach geschieden, meine Kindheit war nicht besonders schön. Ich hingegen gehe jeden Abend ins Bett und denke, ich bin erst 27 und stehe genau dort im Leben, wo ich stehen möchte. Wer das von sich sagen kann, schuldet der Gesellschaft etwas.

Das klingt sehr altruistisch. Sie werden doch aber für Ihre Leihmutterschaft bezahlt.

Das Geld, das eine Leihmutter bekommt, ist nicht für sie. Es ist für das, was ihre Familie mittragen muss. Die meisten Leihmütter würden das Baby vermutlich gratis austragen, wenn sie allein wären. Außerdem brauchen wir es finanziell nicht. Es ist Extrageld, das manches erleichtert. Mit dem Geld kann ich zum Beispiel sagen, ich bin heute zu müde zum Kochen, geht Pizza essen.

Wie viel Geld bekommen Sie?

Bei der ersten Leihmutterschaft waren es 15 000 Dollar, bei der zweiten 20 000. Hinzu kommen Spesen für Arztbesuche und dergleichen. Aber beim letzten Mal hatte ich so ein schlechtes Gewissen, wenn der Scheck am Monatsende kam, weil mir die Eltern so nahe standen. Ich schaffte es nicht, Auslagen zu verlangen.

Hilft die Bezahlung nicht, sich gefühlsmäßig abzukoppeln?

Den Eltern vielleicht. Wie sollen sie sonst danke sagen für all das, was wir für sie durchmachen? Und bestimmt gibt es auch ein paar Leihmütter, die es nur aus finanziellen Gründen tun. Aber ich persönlich würde nicht für 15 000 Dollar 15 Monate meines Lebens hergeben, wenn ich nicht noch wichtigere Motive hätte.

Wieso 15 Monate?

So lange dauert es von den ersten psychologischen Tests bis zur Geburt. Es gibt in den USA sehr viele Frauen, die Leihmütter werden wollen. Von der Agentur, bei der ich bin, werden von hundert Bewerberinnen nicht mehr als zwei angenommen. Andere Agenturen sind weniger streng, schließlich geht es um viel Geld. Alles in allem zahlen die künftigen Eltern für eine Leihmutterschaft rund 60 000 Dollar.

Davon für Sie nur knapp ein Drittel.

Deswegen werde ich ziemlich ungehalten, wenn sich jemand über die Bezahlung von Leihmüttern aufregt. Niemand schimpft über die Ärzte und Anwälte, die den Löwenanteil einstreichen. Nur über uns zieht man her. Dabei ist das wenig Geld. Wenn ich neun Monate bei Burger King arbeite, verdiene ich mehr Geld, außerdem habe ich eine geregelte Arbeitszeit und bin nicht sieben Tage in der Woche 24 Stunden lang im Dienst. Ich bin nicht wegen des Geldes Leihmutter geworden, aber ich habe überhaupt kein Problem damit, dass wir und unsere Familien für das, was wir durchmachen, etwas bekommen.

Welche Voraussetzungen müssen Sie als Leihmutter erfüllen?

Ich muss gesund sein, mindestens ein eigenes Kind haben und in einer finanziell gesicherten Situation leben. Außerdem darf ich weder rauchen noch trinken, kein Übergewicht haben und keine Drogen nehmen. Für die Schwangerschaft selber gibt es keine besonderen Anweisungen. Man muss sich lediglich an die Anweisungen des Arztes halten. Wenn der sagt, Sex ist für das Baby im Moment zu gefährlich, muss ich mich daran halten.

Wie reagierte Ihr Mann auf Ihre Idee, Leihmutter zu werden?

Er unterstützte mich sehr. Mein Mann ist begeistert, wenn ich schwanger bin. Am Anfang sorgte er sich zwar, ich könnte mit der Trennung von dem Kind Probleme haben, obwohl es genetisch nicht mit mir verwandt ist. Ei- und Samenzellen stammen in beiden Fällen von den Eltern, die Befruchtung fand im Labor statt.

Glauben Sie, dass Sie anders empfinden würden, wenn es Ihre Eizelle wäre?

Leihmütter, die auch Eispenderinnen sind, merken den Unterschied nicht. Sie empfinden die Eispende einfach als zusätzliche Gabe an das Paar. Aber ich weiß nicht, ob ich mich als Eispenderin gut von dem Baby trennen könnte. Jetzt ist es sehr leicht zu sagen, dieses Kind gehört mir nicht, es ist mit meinen Kindern nicht verwandt, es wird niemandem von uns ähnlich sehen. Ich schaffe mir während der Schwangerschaft und der Geburt ständig diese Verweigerung: Das Baby gehört mir nicht.

Wie hilft Ihnen diese Verweigerung?

Meine Schwangerschaft ist schon weit fortgeschritten. Auf den Ultraschallbildern habe ich gesehen, wie sich das Mädchen bewegt und an seinem Daumen nuckelt. Das sind sehr niedliche Dinge. Aber sie lösen nicht die Emotionen aus, die meine Söhne ausgelöst haben, nicht die Ängste und nicht die Erwartungen.

Haben Sie keinerlei Ängste?

Die Angst, das Baby könnte nicht gesund sein, ist wahrscheinlich das einzige Gefühl, das gleich stark ist wie bei meinen eigenen Kindern. Ich bin eindeutig befangener, als wenn es mein eigenes wäre. Die Eltern könnten anrufen und sich Sorgen machen, wenn ich sage, ich bin heute mit meinen Kindern auf dem Spielplatz herumgeturnt. Was, wenn ich deshalb eine Frühgeburt bekäme? Aber ich denke mehr an die Eltern als ans Kind.

Wie wichtig ist der Kontakt zu den künftigen Eltern?

Sehr wichtig. Je enger die Beziehung zwischen Eltern und Leihmutter ist, desto weniger wird die Leihmutter eine Beziehung zum Kind herstellen. Das erste Paar, das ich als Leihmutter aussuchte, war wunderbar. Ich habe mich sehr mit der Mutter identifiziert.

Sie haben das Paar ausgesucht?

In meiner Agentur wählen die Leihmütter die Eltern aus. Gewisse Übereinstimmungen werden vorher abgeklärt. Dann erhalte ich eine Auswahl von Bewerbungsbriefen mit Fotos und entscheide, zu wem ich einen Draht habe.

Gibt das ein Machtgefühl?

Ich fühle dem Kind gegenüber eine große Verantwortung. Es soll nie zu mir kommen und sagen, warum hast du mir zu diesem Leben verholfen? Ich lese diese Briefe mit den Augen eines Kindes und überlege, wer gute Eltern sein könnten. Das gibt natürlich ein Machtgefühl und entschädigt für etwas, das ich als Kind nicht hatte. Wer hätte sich seine Eltern nicht aussuchen wollen?

Erwarten Sie von den künftigen Eltern dafür Dankbarkeit?

Ich erwarte Fürsorglichkeit während der Schwangerschaft. Wenn ich von ihnen keine emotionale Befriedigung bekomme, weil sie keinen Anteil nehmen, fühle ich mich ausgebeutet. Aber solange ich mich als Leihmutter geschätzt fühle, ist es mir völlig egal, ob die Eltern an mich oder in Wahrheit nur an das Kind denken.

Wie hätten Sie reagiert, wenn Sie die künftigen Eltern bei den ersten Treffen nicht gemocht hätten?

Das ist mir vor meiner zweiten Leihmutterschaft passiert. Als die beiden uns besuchen kamen, nahmen sie meine Kinder überhaupt nicht zur Kenntnis. Es war absolut brüskierend. Ich dachte, die können überhaupt nicht nachvollziehen, was ich und meine Familie für sie durchmachen werden, und sagte ab.

Wären Sie auch Leihmutter für ein schwules Paar geworden?

Nein. Ich habe keine Probleme mit Schwulen, aber für

meine Familie wäre das falsch gewesen. Solange meine Kinder so klein sind, sollen sie mit dem Lebensstil von Schwulen keinen Umgang haben. Der zweite Grund ist, dass ich Leihmutter bin und nicht als Mutter betrachtet werden will. Für ein Kind, das von zwei Schwulen großgezogen wird, stellt sich eines Tages die Frage, wer seine Mutter ist. Ich will nicht, dass mich eines meiner Leihkinder als Mutter betrachtet. Ich war wichtig, damit es auf die Welt kommen konnte, mehr nicht. Ich könnte auch für keinen Single ein Kind austragen. Für mich ist es wichtig, dass ein Kind Vater und Mutter hat.

Sind Sie Christin?

Ja, ich bin sehr gläubig.

Vertragen sich Reproduktionsmedizin und Leihmutterschaft mit Ihrem Glauben?

Wenn Gott diese Technologie nicht gewollt hätte, hätte der Mensch sie nicht erfinden können. Und wenn Gott nicht gewollt hätte, dass ich Leihmutter werde, wäre ich nicht schwanger geworden. Außerdem ist die Mutter Gottes auch eine Leihmutter gewesen.

Sie betrachten Maria als Leihmutter?

Als was sonst? Ihre Schwangerschaft ist weiß Gott keine natürliche gewesen. Sie hat einfach ihren Bauch zur Verfügung gestellt. Deswegen verstehe ich auch nicht, warum Leihmutterschaft in Europa verboten ist.

Wie wurden Sie geschwängert?

Die Eispenderin, die in meinem Fall auch die künftige Mutter ist, wurde mit Hormonen behandelt, damit mehr als eine Eizelle reif wurde. Diese Eizellen wurden dann im Labor befruchtet und in meine Gebärmutter eingepflanzt. Nach zehn Tagen wurde getestet, ob ich schwanger war. Es klappte auf Anhieb.

Wie sah Ihre Behandlung aus?

Ich fing vier Wochen vor der Einpflanzung eine Hormonkur an. Zuerst bekam ich vierzehn Tage lang Hormone, die meinen Körper in eine künstliche Menopause versetzten, damit keine Eizelle reifen konnte. Danach machten mich Östrogenspritzen wieder bereit für eine Schwangerschaft. Am Tag vor der Einpflanzung erhielt ich zusätzlich Progesteronspritzen. Die tun ziemlich weh. Die Einpflanzung selber spürt man kaum. Nach der zwölften Woche wurden die Hormone abgesetzt.

Sind die künftigen Eltern bei der Einpflanzung der befruchteten Eizellen anwesend?

Normalerweise ja, vor allem beim ersten Mal. Danach werden die Eizellen meist tiefgefroren. Klappt es nicht gleich mit der Schwangerschaft, müssen sie nicht extra wieder anreisen. Oft wohnen sie weit weg.

Wie viele befruchtete Eizellen werden Ihnen eingepflanzt?

Zwischen zwei und vier. Laut meinem Vertrag muss ich

aber höchstens zwei austragen. Weder die Eltern noch ich wollen Drillinge- oder Vierlinge. Stellt es sich heraus, dass es mehr als zwei Embryonen gibt, werden sie eliminiert.

Was heißt das konkret?

Man spritzt dem überzähligen Embryo eine Lösung ins Herz, bis es zu schlagen aufhört. Bei mir war das nicht nötig. Ich weiß von anderen Leihmüttern, dass sie sehr gelitten haben, als sie den toten Embryo auf dem Ultraschall sahen.

Ließen Sie eine Fruchtwasseruntersuchung machen?

Ja, auch das wurde bereits vor der Schwangerschaft vertraglich festgelegt. Die Eltern hatten sich vorbehalten, sich für eine Abtreibung zu entscheiden, falls das Baby behindert ist. Ich war einverstanden, obwohl ich vermutlich anders entschieden hätte, wenn es mein Kind gewesen wäre.

Was ist, wenn das Baby dennoch behindert zur Welt kommt?

Das ist Angelegenheit der Eltern. Ich habe damit nichts zu tun.

Ändert das etwas an Ihrer Entschädigung?

Nein. Auch eine Früh- oder Totgeburt nicht. Aber nochmals: Ich tue es nicht wegen des Geldes.

Wie viele Leute wissen von Ihrer Leihmutterschaft?

Nicht viele. Die Nachbarn sehen natürlich jetzt meinen dicken Bauch und fragen. Ich sage dann, eine Freundin von mir braucht eine Leihmutter. Die meisten sagen, toll von Ihnen, aber ich könnte das nicht.

Werden Sie nie mit Ablehnung konfrontiert?

Bisher nur bei meiner Mutter. Ihre Reaktion beim ersten Mal war so negativ, dass ich ihr von der zweiten Leihmutterschaft gar nichts erzählt habe. Sie ist heute noch überzeugt, ich wache schreiend aus irgendwelchen Alpträumen auf, weil ich Schuldgefühle habe.

Was haben Sie Ihren Kindern über Ihre Schwangerschaft gesagt?

Dass die Mutter des Babys einen kaputten Bauch hatte und deswegen Hilfe von einer Frau braucht, die das Kind tragen kann, bis es bereit ist, auf die Welt zu kommen. Dann kommt das Baby wieder nach Hause. Das ist, sehr vereinfacht, die Wahrheit, und reicht kleinen Kindern als Antwort. Wenn sie älter sind, kann man ihnen genauer erzählen, wie das war.

Werden Sie noch mehr fremde Kinder austragen?

Nein, das ich will ich nicht mehr. Das ist hart von mir, denn es gibt so viele Paare, die eine Leihmutter brauchen. Wenn du weißt, du hast die Macht, jemandes Leben zu verändern, und tust es nicht, dann hast du manchmal ein schlechtes Gewissen. Aber nach dieser Leihmutterschaft fühle ich mich wirklich erfüllt.

DER ANANASBERATER

Warenhaus, Lebensmittelabteilung. Wie erkennt man, ob eine Ananas süß und saftig oder ein saurer Faserbrocken ist? Riechen, drücken, nach Farbe auswählen? Kauft man besser eine große oder zwei kleine? Ratlos drückte ich Nase und Finger in ein Dutzend Ananasse und wollte dann ein mittelgroßes, mittelweiches Exemplar in den Einkaufswagen legen. »Bitte entschuldigen Sie, wenn ich mich einmische«, sagte in diesem Moment ein Mann, den ich vorher nicht bemerkt hatte, »aber gerade diese Ananas würde ich auf keinen Fall nehmen.« Der Mann war sehr klein, zierlich, vielleicht 70 und hatte einen braunen Hut in der Hand. Sein Lächeln war nichts als freundlich.

Da der Mensch, und gerade auch der deutschsprachige, zu sinnlosen Abwehrinstinkten neigt, wenn ihm Gutes widerfährt, dachte ich, nein bitte, was will der denn? »Darf ich Ihnen eine Ananas aussuchen?«, fragte der kleine Mann, »ich möchte mich nicht wichtig machen, aber von Ananas verstehe ich etwas.« Seine vergnügte Unaufdringlichkeit besiegte den dummen Instinkt. Dumm, jawohl. Es wird viel Brimborium um die Kostbarkeit der Instinkte gemacht. Dabei verschweigt die Instinkt-Lobby geflissentlich, dass der Mensch genauso häufig instinktiven wie wohl überlegten Mist baut. Jedenfalls legte ich die Ananas zurück und bat ihn, mir eine auszusuchen. Mit der hutfreien Hand hob er drei oder vier Früchte hoch und streckte mir schließlich eine hin. Dann wünschte er mir einen schönen Tag und ging weg.

In der Schlange vor der Kasse fielen mir die vergessenen Zitronen ein. Zurück zu den Früchten. Vor den Ananassen stand eine unschlüssig tastende junge Frau. Daneben, schon wieder, der kleine Mann, der sie aufmerksam beobachtete, den Hut noch immer in der Hand. Er wartete, bis sie sich entschieden hatte, und trat dann auf sie zu. Sie sah ihn erst unwirsch an, dann nickte sie lächelnd. Er wählte eine Frucht. Sie betrachtete sie und verwickelte ihn, so viel war zu begreifen, in ein Ananas-Fachgespräch. Er drehte die Ananas vor ihren Augen, deutete auf Strunk und Blattwerk und strahlte sie an, während sie zuhörte. Dann verabschiedete er sich. Die junge Frau blickte ihm staunend nach.

In der folgenden Viertelstunde führte der frei schaffende Ananasberater drei weitere Fachgespräche mit Frauen. Jedes Mal war er es, der die Unterhaltung beendete. Dann ging er bis zum Regal mit den Gewürzen und wartete dort auf die nächste Interessentin. Männlichen Käufern enthielt er seine Kenntnisse vor.

So viel zur Frage, wie man Frauen kennen lernt.

SÜCHTIG NACH SEX

Am 16. August 1999 lernte Amerika die Sexsucht fürchten. An diesem Abend widmete Oprah Winfrey, einflussreichste Fernsehfrau der Vereinigten Staaten, dem Phänomen ihre ganze Sendung. Danach hatten die Zuschauer entweder das sichere Gefühl, mindestens eine Person zu kennen, welche nach den geschilderten Kriterien sexsüchtig war. Oder sie fühlten sich erkannt.

»Frauen haben Männern immer schon nachgesagt, dass sie mit dem Penis denken«, sagte Oprah Winfrey zur Begrüßung, »und das können sich die Männer auch leisten. Denn wir leben in einem Land, wo selbst der Präsident mit dem Penis denken kann, und das Volk sagt nur: Das ist sein Privatleben.« Trampelnder Applaus. Winfrey knipste ihr Lächeln aus und blickte streng in die Kamera: »Aber das Ding hat einen Namen: Sexsucht. Und es gibt Leute, die den Mut haben zu sagen, was ich da tue, ist nicht normal.«

Die sexsüchtigen Patienten, die während der Sendung interviewt wurden, waren kluge, sichtlich geplagte Menschen, die Sätze sagten wie: »Ich masturbierte, um mich wenigstens für kurze Zeit nicht von der Welt abgeschnitten zu fühlen.« »Das Internet«, sagte ein anderer, »ist das Kokain der Sexsüchtigen. Du schleichst dich nachts, wenn die Frau schläft, aus dem Bett vor den Computer und kommst bis zum Morgengrauen nicht mehr von den Pornos weg.«

Nach Schätzung der im Studio anwesenden Therapeuten sind zwischen drei und acht Prozent der rund 275

Millionen US-Bewohner mit dem Leiden geschlagen, darunter mindestens zehn Prozent Frauen. »Sexsucht«, warnte Oprah Winfrey vor dem Abspann, »ist die Sucht Nummer eins im Land. Sie zerstört Familien, Beziehungen, Ehen. Und niemand nennt sie beim Namen.«

Die meisten Europäer hörten den Begriff Sexsucht zum ersten Mal, als der Schauspieler und Filmproduzent Michael Douglas Ende der Achtzigerjahre mehrere Wochen in einer privaten Klinik in Arizona zubrachte. Der damals noch in erster Ehe verheiratete Schauspieler, vermeldeten nicht nur die Boulevardzeitungen genussvoll, sei wegen so genannter Sexsucht in stationärer Behandlung. Der Klartext stand zwischen den Zeilen: Star legt Bewunderinnen reihenweise flach, Ehefrau droht mit teurer Scheidung, Arzt erfindet Diagnose. Von wegen Sexsucht. Ein Männertraum war das.

Michael Douglas dementierte erst Monate später, mit einem scheinbar einleuchtenden Argument. Er sei in Arizona wegen seines Alkoholproblems behandelt worden. Aber das Gerücht von der Sexsucht habe seiner Männlichkeit deutlich mehr geschmeichelt, also habe er geschwiegen. In Wahrheit, sagen die, die es zu wissen behaupten, wollte Douglas sich outen, um Sexsucht zu einem öffentlichen Thema zu machen. Er sei aber sofort von seinem Filmstudio zurückgepfiffen worden. Für diese Version spricht, dass Alkoholismus in Hollywood kein Tabu mehr ist, während sich noch nie ein Prominenter öffentlich als sexsüchtig bezeichnet hat. Denn so sexy Verführung sich anhört, so abstoßend klingt Sucht. Wer dauernd muss, statt immer zu wollen, ist kein Hengst, sondern ein Freak.

Die Abwehr gegen die Vorstellung, Sex als eine Sucht zu betrachten, die stärker ist als der Wille, war auch in den

USA bis vor kurzem beträchtlich. Obwohl seit Jahren landesweit in mehr als zweihundert Gruppen nach der Zwölf-Stufen-Methode der Anonymen Alkoholiker (AA) Hilfe zur Selbsthilfe geübt wird, wurde Sexsucht als billige Ausrede für sexuelle Hallodris betrachtet. Der Sinneswandel kam mit der Affäre Clinton-Lewinsky. Seither klebt das Attribut sexsüchtig zäh an dem Präsidenten. Selbst Hillary Clinton hatte beim Interview mit dem Magazin *Talk*, das einige Tage vor Winfreys Show erschien, die Frage, ob ihr Mann sexsüchtig sei, nicht eindeutig verneint: »Das ist Ihr Wort«, sagte die First Lady, »ich würde es Schwäche nennen. Aber was immer es ist, es ist Teil eines ganzen Komplexes.«

Der Arzt und Therapeut Patrick Carnes ist der Mann, der das Wort Sexsucht in die Welt gesetzt hat. Er wählte den Begriff, weil ihn Patienten mit zwanghaftem Sexualverhalten an Alkohol- und Drogensüchtige erinnerten: Sie waren unfähig, das Verhalten zu ändern, das ihr Leben ruinierte. Für den Arzt bedeutete der Skandal im Weißen Haus einen gewaltigen Qualitätssprung: »Vorher war das öffentliche Verständnis für Sexsucht, im Vergleich zu Alkoholismus, etwa dreißig Jahre im Rückstand. Jetzt sind es nur noch fünfzehn.«

Patrick Carnes ist ein großer, sorgfältig gekleideter Mittfünfziger mit sanfter Stimme, blauen Augen und einem leichten Silberblick. Er hat nichts von einem Messias an sich. Man würde ihn gern der Prüderie überführen, um seine Diagnose leichter angreifen zu können. Man möchte ihn moralisierende Sätze sagen hören, die jede polygame Frohnatur zum Sex-Junkie stempeln. Aber Carnes sagt gleich zu Beginn des Gesprächs, längst nicht jeder Mensch mit überdurchschnittlich lebhaftem Sexualleben sei sexsüchtig. Die Grenze zwischen Lust und Sucht liege sehr simpel da, wo sich Leute mit ihrem Sexualverhalten körperlich und seelisch gefährdeten und trotzdem nicht aufhören könnten.

Den Verdacht, einer puritanischen Moral das Wort zu reden, entkräftet Carnes zusätzlich, als er ungefragt für eine lustfreundlichere Erziehung in seinem Land plädiert: »Viele unserer Probleme haben wir uns mit unserer Rigidität selbst geschaffen. Unser wichtigster Kampf ist der gegen die negative Einstellung zur Sexualität. Die USA sind wie ein 13-jähriger Teenager: besessen von Sex und gleichzeitig voller Angst, darüber zu reden.«

Als Patrick Carnes, der sich selber vor Patienten und Kollegen als sexsüchtig geoutet hat, aber mit Journalisten über seine eigene Geschichte nicht redet, 1983 sein Buch *The Sexual Addiction* veröffentlichte, lag es wie Blei in den Regalen. Kein Mensch wagte es zu kaufen. 1992 legte er es unter dem diskreteren Titel *Out of the Shadows* neu auf. Es wurde ein stiller Bestseller und machte Carnes für seine Patienten zum gefeierten Pionier und für Kollegen selbst dann zur unbestrittenen Autorität, wenn sie seinen Suchtbegriff nicht akzeptieren.

Die Vereinigung amerikanischer Psychiater hat sich bis heute geweigert, Sexsucht in ihr weltweit als Standardreferenz verbreitetes Handbuch aufzunehmen. Sucht ist nach ihrer Definition eine körperliche Abhängigkeit von chemischen Substanzen. »Wir werden das allerdings nochmals genauer ansehen müssen«, sagt Chester Schmidt, Psychiatrieprofessor an der John-Hopkins-Universität und mitverantwortlich für die Redaktion des Handbuchs.

Tatsächlich gibt es Fragen, auf die Sexsucht die bisher einzige taugliche Antwort gibt. Warum vergehen sich immer wieder Frauenärzte, Therapeuten, Psychoanalytiker an Patientinnen? Warum betatschen Chefs Mitarbeiterinnen, warum treiben reihenweise Priester Unzucht mit Ministranten? Warum nehmen Väter und Ehemänner Gefängnisstrafen und den Verlust der Familie in Kauf für ein paar – in den USA verbotene – Besuche bei Prostituierten? Warum riskieren und verlieren sie nicht selten ihren Ruf, ihre Arbeit und all ihre emotionalen Bindungen?

Warum rief Präsidentschaftskandidat Gary Hart 1987 den Journalisten zu, sie sollten ihn ruhig rund um die Uhr beschatten, wenn sie an seiner Treue zweifelten, und ließ sich dann mit einer jungen Tänzerin knutschend erwischen? Es kostete ihn den Lebenstraum vom Weißen Haus. Ist Sucht als Erklärung für die Idiotie, die seine Existenz zerstörte, abwegiger als Lust?

Carnes misst dem Begriff Sexsucht keinerlei Bedeutung bei. »Nennen Sie es Zwanghaftigkeit, Sucht, Störung, das ist völlig nebensächlich. Wichtig ist einzig, dass sich die Medizin inzwischen weltweit so intensiv damit beschäftigt, dass es nicht mehr ignoriert werden kann. Nur in Europa hinken sie zwei Jahrzehnte hinterher.«

Der Arzt spricht nur widerwillig mit europäischen Journalisten. Er möchte sich, sagt er, nicht gern mit ihrem ignoranten Hohn auseinander setzen. Dieser erinnert ihn an die Arroganz, mit der sich die Fachwelt jahrzehntelang über die Erkenntnisse der AA-Gruppen zum Thema Alkoholismus lustig gemacht hätte, die heute weltweit anerkannt sind.

Tatsächlich wird Sexsucht in Europa weitgehend als Produkt amerikanischer Pop-Psychologie abgetan. Was das europäische Volksempfinden mehrheitlich umtreibt, wenn es den Begriff hört, brachte die britische Kolumnistin

India Knight in der *Sunday Times* auf den Punkt: »Sexsucht ist eine Krankheit von Leuten, die ihre Hose nicht oben halten können. Wenn sie erwischt werden, sprechen sie sich von aller Verantwortung frei, indem sie sich als Opfer einer unkontrollierbaren Macht darstellen.«

Wenn Patrick Carnes den Zustand seiner sexsüchtigen Patienten beschreibt, spricht er von furchtbarem Leiden und unerträglicher Scham. »Wir haben inzwischen begriffen«, sagt er, »dass zwanghaftes Sexualverhalten fast immer mit anderen Süchten kombiniert ist, meist Alkohol, Drogen, Magersucht oder Bulimie. Fünfzig bis siebzig Prozent der Kokainabhängigen, je nach Studie, haben auch ein Problem mit Sexsucht. Das heißt, wir dürfen Süchte nicht mehr isoliert betrachten. Die zweite grundlegende Erkenntnis ist die, dass die Mehrzahl sexsüchtiger Patienten als Kinder missbraucht wurden.«

Über die Hälfte seiner Patienten, sagt Carnes dazu, ertragen sich selber so schlecht, dass sie ständig daran denken, sich umzubringen. Viele kann er nicht davon abhalten. Ebenso viele riskieren immer wieder, sich und ihre Sexualpartner durch ungeschützten Verkehr mit dem HI-Virus und Geschlechtskrankheiten zu infizieren, weil sie gerade kein Kondom bei sich haben. »Es ist, wie wenn du einem Junkie auf Entzug Heroin hinhälst und sagst, diese Spritze ist aber vielleicht dreckig, wart auf eine neue«, sagt ein Patient, »es ist dir völlig egal. Du bist krank und willst nur, dass es dir besser geht.«

Dass Sexsüchtige allen Erfahrungen mit der eigenen Sexualität zum Trotz häufig ohne Kondome unterwegs sind, ist Ausdruck ihrer Scham und Verdrängung: Es sollte doch an diesem Tag gar nicht so weit kommen.

Heute leitet Carnes die Abteilung für Sexualstörungen

der privaten Suchtklinik »The Meadows« in Wickenburg, Arizona. Die meisten seiner Patienten sind Wirtschaftsführer, Anwälte, Ärzte und Priester. »Amerikas Konzernspitzen marschieren hier durch«, sagt er, »und sie bezahlen bar, damit keiner etwas von ihrem Problem erfährt.« Ein durchschnittlicher Aufenthalt dauert 26 Tage und kostet rund 1 500 Franken pro Tag. Die Warteliste ist lang.

Die wichtigere Hilfe ist ohne Geld zu haben. Selbst wer sich einen Klinikaufenthalt leisten kann – »The Meadows« ist nur eine von vielen amerikanischen Privatkliniken für Patienten mit zwanghaftem Sexualverhalten –, wird angehalten, unbedingt einer Selbsthilfegruppe wie etwa »Sex Addicts Anonymous« (SAA) beizutreten. »Als Amnesty International mit der Therapie von Folteropfern begann«, sagt Patrick Carnes, »merkten sie, dass die Opfer erst mitmachten, wenn sie in einem Raum mit Menschen waren, welche die gleichen Dinge erlebt hatten und ihnen deswegen glaubten. Mit Sexsüchtigen ist es ähnlich. Sie haben sich selber so lange nicht geglaubt, dass sie ein Problem haben, dass sie dringend Menschen um sich brauchen, die auch jahrelang mit dieser Getriebenheit gelebt haben.«

SAA-Gruppen gibt es seit längerem nicht nur in den USA. Man findet sie in Kanada, Südamerika, Finnland, Großbritannien, Deutschland und der Schweiz, selbst in Indien und China. Wer gelegentlich Zweifel hegt, ob sein rastloses Sexualleben so selbstbestimmt ist, wie er das möchte, stelle sich drei Fragen aus dem Handbuch für Sexsüchtige: Leidet Ihre Arbeit unter Ihren sexuellen Aktivitäten? Sind Sie aus sexuellen Gründen mit Leuten zusammen, deren Gesellschaft Sie sonst nicht suchen würden? Möchten Sie nach dem Sex oft davonlaufen?

Wenn die Antwort dreimal Ja lautet, kann immer noch

jeder frei entscheiden, ob er das Sucht, Schwäche, Natur oder eine vorübergehende Fixierung nennen will. In jedem Fall ist sein Spaß an Sex unerfreulich beeinträchtigt. Und das, darüber herrscht Einigkeit bei Fachleuten und Laien, geht klar am Ziel der Sache vorbei.

Die vier nachfolgenden Gesprächsprotokolle wurden in Kalifornien aufgezeichnet.

Sean McFarland, 35

Kurz nachdem sich der ehemalige Schauspieler in Los Angeles in Therapie begab, weil er sich durch sein Sexualverhalten immer mehr gefährdete, wurde er als Berater für Sexsucht vom Nationalen Basketballverband der USA angeheuert. Wenig später suchte der Hi-Fi-Konzern Sony in gleicher Sache um fachkundige Informationen nach. McFarland ließ sich zum Therapeuten ausbilden. Heute praktiziert er im kalifornischen Santa Monica. Die Mehrheit seiner Kunden sind sex- oder drogenabhängig, häufig beides.

»Meine Frau ist die erste Frau, die ich nicht ohrfeigen musste, um einen Orgasmus zu haben. Und sie ist der erste Mensch in meinem Leben, von dem ich nach dem Sex nicht heulend davonlaufen möchte. Trotzdem fahndet meine Sexsucht ständig nach Auswegen. Sie lässt keinen Trick unversucht, um aus meiner Frau eine Fremde zu machen.

Was immer die Leute über Sexsucht sagen, ob sie darüber grinsen oder den Kopf schütteln, ich weiß, dass es sie gibt. Ich spüre, wie sie in mir hockt und lauert, wenn ich von meinem Studio über die Straße an den Strand gehe.

Da unten sind viele hübsche Frauen, und kaum sehe ich eine, flüstert mein Kopf, deine Frau kümmert sich nicht genug um dich. Jede Menge Entschuldigungen, damit ich hingehen und mich in Schwierigkeiten bringen kann. Es gab Zeiten, wo ich nicht über den Santa-Monica-Pier gehen konnte, weil es mich visuell zu sehr erregte.

Manche Sachen tue ich bis heute nicht. Ich fahre nicht durch Straßen wie den Sunset Boulevard, wo die Prostituierten stehen. Ich rufe keine alten Freundinnen an und gratuliere zum Geburtstag, denn der Geburtstag wäre nur ein Vorwand. Es hat keinen Sinn, so tun tun, als hätte ich es im Griff. Es ist größer als ich und wird es immer sein. Heilung ausgeschlossen. Ich kann mich nur unterwerfen.

Heute Morgen flirtete mich im Coffeeshop, wo ich frühstückte, plötzlich eine junge Frau an. Ich spürte, wie meine Knie zu zittern begannen. Aber ich schaffte es zu sagen: Sorry, ich muss auf die Toilette. Damit war der Bann gebrochen. Ich kam nicht in den Zustand, den wir unter Süchtigen »the Bubble«, die Blase, nennen. Das ist, als übernehme ein anderer die Kontrolle über deinen Körper, und dann macht nichts mehr Sinn außer, den Sex auszuleben. Manchmal vermisse ich es.

Ich war richtig gut im Anmachen von Frauen. Obwohl ich auch mit Männern ging, war es das Verführen von Frauen, das mich fast so high machte wie der Sex selber. Ein ganz normaler Tag sah etwa so aus, dass ich morgens in den Pornoladen ging, meine vier 25-Cent-Münzen einwarf, einen Videofilm anschaute und masturbierte. Über Mittag hatte ich Sex mit meiner Freundin, gegen Abend ließ ich mich irgendwo im Park von einem Unbekannten befriedigen. Manchmal hatte ich auch Sex mit einer oder zwei Prostituierten an einem öffentlichen Ort.

Eines meiner größten Highs war, fremde Frauen an Ort und Stelle zu überreden, mir zuzusehen, wie ich mich befriedigte. Das verlangte Zeit und Einsatz. Aber ich schaffe es oft.

Ich hatte hervorragende Momente mit wunderbaren, scharfen, schönen Frauen. Aber das haben andere auch und sind nicht sexsüchtig. Der Punkt ist, dass es denen gut tut und mir nicht. Das hat nichts mit Moral zu tun. Ich hatte Sex, weil ich keine anderen Möglichkeiten hatte, mit meinen Gefühlen umzugehen. Ob ich Angst vor einem Vorstellungsgespräch oder vor der nächsten Kreditkartenabrechnung hatte, Sex hat das Problem kurzfristig betäubt. Danach kotzte ich mich an. Von der Scham ganz zu schweigen.

Ich bin in Arizona aufgewachsen. Mein Vater war Alkoholiker. Meine Eltern ließen sich früh scheiden, was für mich furchtbar war. Wie fast alle Sexsüchtigen bin ich als Kind missbraucht worden. Zuerst von meinem Onkel, als ich elf war. Ein Jahr später wurde ich vom Spielplatz unseres Wohnhauses entführt. Man fesselte mich, stülpte mir eine Ledermaske über und benutzte mich für einen Kinderporno. Bevor sie mich freiließen, drohten sie mir, mich umzubringen, falls ich rede. Ich habe es sehr ernst genommen und lange niemandem davon erzählt. Unmittelbar darauf habe ich wie wild zu masturbieren begonnen. Ich fing an, Autostopp zu machen, mich von Männern mitnehmen zu lassen und Oralverkehr mit ihnen zu haben, manchmal für Geld. Mit 15 wurde ich in Phoenix zum ersten Mal verhaftet, weil ich zu einer Prostituierten ging. Etwa gleichzeitig begann ich zu trinken, Valium und später Kokain zu nehmen. Trotzdem schaffte ich die Highschool und das College irgendwie. Mit 22 war ich so drogensüchtig, dass ich zu den Anonymen Alkoholikern ging. Der Entzug war hart. Vor allem tat meine Jagd nach Sex, die ich noch nicht als Sucht begriff, ohne Drogen viel mehr weh. Ich war oft müde, oft depressiv, sehr oft zornig.

Ironischerweise ist Sexsucht von allen Süchten am wenigsten sexy. Als ich vor zehn Jahren nach Kalifornien kam, weil ich als Schauspieler arbeiten wollte, wurde der Film in meinem Kopf immer brutaler. Ich war 25, trank nicht und nahm keine Drogen. Dafür war ich so beschäftigt damit, immer Sex zu haben oder davon runterzukommen, dass ich kaum noch atmen konnte. Aber ich konnte nicht einmal mir selber eingestehen, dass ich ein Problem hatte, geschweige denn anderen.

Hast du schon einmal von einem bekannten Menschen gehört, der sich als sexsüchtig geoutet hätte? Wenn ein Kadermitglied heute von einem Alkoholentzug zurückkommt, schmeißt die Firma eine Welcome-back-Party. Wenn du als sexsüchtig enttarnt wirst, schmeißt sie dich raus.

Als eine meiner Freundinnen mich fragte, ob wir uns einmal küssen könnten, ohne gleich Sex haben zu müssen, wollte ich mich umbringen. Oder mir den Penis abhacken. Stattdessen ging ich zu den Anonymen Sexsüchtigen und versuchte, ein paar Monate nicht einmal an Sex zu denken. Ich hatte ein dringendes Bedürfnis nach Reinheit.

Am Anfang dachte ich, ich drehe durch. Zum ersten Mal im Leben nur ich und Sean McFarland. Ich hatte sehr viele Rückfälle. Aber ganz langsam bekam ich meinen Körper zurück. Ich musste nicht mehr fremde Leute meinen Körper berühren lassen, um mich gut zu fühlen.

Bis heute halte ich mich eisern – fast eisern – an die 3-Sekunden-Regel, die jeder Sexsüchtige kennt: Wenn dich jemand antörnt, schau höchstens zwei Sekunden hin. Denn ab der dritten beginnt der Film in deinem Kopf zu laufen.«

Michelle M., 31

Vor neun Monaten suchte die Kalifornierin, die als Filmausstatterin arbeitet, erstmals wegen ihres zwanghaften Sexualverhaltens einen Therapeuten auf. Seit elf Wochen hat sie keinen Sex mehr gehabt. Sie fühle sich, sagt Michelle, inzwischen wie eine Pionierin: die Erste in ihrer Familie, die Hilfe bekomme und ihre Sexsucht deswegen nicht weitergeben müsse. Trotzdem möchte sie den Onkel, der sie als Kind missbrauchte, im Gefängnis sehen.

»Nichts ist einfacher, als an Männer zu kommen. Wenn mich ein Mann antörnte, drückte ich ihm einen Zettel in die Hand. Auf dem Zettel stand: Wenn du gut bist im Bett, ruf mich an. Dann ging ich sofort weg.

Ich fand das unglaublich cool, die Männer fanden es großartig. Denn die Entscheidung lag scheinbar immer bei ihnen. Sie riefen fast alle an. Mir gab es ein wahnsinniges Machtgefühl, sie zu meinen Bedingungen ins Bett zu kriegen. Wenn sie verheiratet waren, umso besser. Ich wollte niemandem den Mann wegnehmen. Ich hätte nicht gewusst, was anfangen mit ihm.

Als ich es vor zweieinhalb Jahren schaffte, mit Drogen und Alkohol aufzuhören, begann meine Sexsucht zu galoppieren. Ich wollte nicht einmal mehr wissen, wie die Männer heißen. Ich wollte sie auch nicht nach Hause nehmen. Wir hatten Sex in dunklen Straßen und in Autos. Ich schlief mit Ehemännern, mit Partnern von Freundinnen, besten Freunden meines Freundes. Ich schlief mit jedem, um den einen zu finden, der tun würde, was ich wollte.

Wenn ich auf ein Filmset kam, wusste ich nach zwei Stunden, wer mit mir im Klo verschwindet, wenn ich ihn auffordere. Es ist wie ein fast lautloser Hundepfiff, den nur manche hören. Nicht alle, die untreu sind, sind sexsüchtig. Aber die, die den Hundepfiff hören, ja. Sie finden einander immer.

Ich hatte meist vier, fünf Männer am Tag. Vor der Arbeit, nachher, in der Mittagspause. Und nachts natürlich. Es dauert nicht mehr als fünf, zehn Minuten. Du bist ja nicht mit jemandem zusammen, du hast nur Sex. Ich lag oft da mit geschlossenen Augen und dachte, toll, ich weiß nicht einmal, wer das ist.

Die Momente, in denen ich dabei war, mir zu beschaffen, was ich sexuell brauchte, waren die einzigen, in denen ich meinen Selbsthass und meinen Zorn nicht fühlte. Ich war dann völlig auf die Eroberung fixiert. Die Jagd verschaffte mir kurze Momente von Anerkennung, sogar von Hoffnung. Ich fühlte mich ganz. Es war wie Sauerstoff. Aber niemand wollte mir antun, was ich mir wünschte. Nicht einmal, wenn ich Liebe heuchelte und einen Mann bat, mit mir meine dunklen Seiten anzuschauen, war jemand bereit, mich so heftig zu würgen, so grob zu benutzen, wie ich es verlangte.

Bis ich Chris traf, der alles tat, was ich befahl. Ich arbeitete für ihn, und wie mit allen meinen Chefs hatte ich auch mit ihm geschlafen. Er lebte seit Jahren mit seiner Partnerin zusammen. Er liebte sie, aber er musste mich genauso haben wie ich ihn. Wir stürzten uns mit einer verzweifelten Bedürftigkeit und Obsession aufeinander. Es war das, was ich immer gesucht hatte. Er musste jeden Abend nach Hause. Ich fühlte mich ausgeschlossen und völlig krank in meiner Seele. Aber der Schmerz war wohlbekannt, dieses Sehnen nach etwas. So hatte ich Beziehungen kennen gelernt: Die Menschen, die dich lieben, sind auch die, die dich verletzen, betrügen und verlassen.

Wenn du als sehr kleines Kind sexualisiert wirst, lernst du alle Gefühle, wie beschützt, genährt und akzeptiert werden, durch einen Akt von Sexualität kennen. Ich bin von meinem Onkel belästigt worden, bis ich 10 war.

Komisch, dass ich immer noch belästigt und nicht missbraucht sage. Meine Mutter war Nachtschwester und lieferte mich abends bei ihm ab, mein Vater kümmerte sich kaum um mich. Mein Onkel dagegen war auch sehr nett zu mir, nahm mich ins Kino mit, kaufte mir Sachen. Wahrscheinlich drohte er mir auch. Heute weiß ich, dass er ebenfalls als Kind missbraucht wurde von seinen Eltern, die Alkoholiker waren.

Als ich 10 war, sagte ich, er solle aufhören. Er tat das, und irgendwie muss mein Kopf gesagt haben: Er hat aufgehört, also hat es mich nicht berührt. Aber kaum begann mein eigenes Sexualleben mit 16, wollte ich ausschließlich gebundene Männer, mit denen es nur um Sex ging. Später wollte ich dann immer härter dominiert werden. So war meine Sexualität geformt worden, gegen meinen Willen, heimlich, versteckt vor Tante und Eltern. Ich dachte, wenn mich jemand vergewaltigt, den ich kenne, dann bin ich die Mächtige, weil ich diese Szene herbeigeführt habe.

Chris und ich hatten eine Regel, die besagte, keiner darf je Nein sagen, was immer der andere verlangt. Er drückte mir ein Messer an die Kehle, während wir Sex hatten, er biss und würgte mich, bis ich blau war, er schlug mir ins Gesicht. Nicht hart, sondern diese Verachtungsohrfeigen, die ich haben wollte. Er hielt ein geladenes Gewehr an meine Schläfe, aber das war ganz am Ende. Ich sah mir zu, wie ich immer tiefer fiel. Ich war die ganze Zeit nüchtern. Ich fühlte mich innerlich tot und war unfähig, damit aufzuhören. Ihn zerstörte es genauso, aber er hatte immerhin den Alkohol.

Nach fast einem Jahr beendete er die Beziehung zu seiner Partnerin. Danach waren wir noch genau zwei Monate zusammen. Seine Trinkerei widerte mich an. Eines Nachts brach ich die Regel, sagte Nein, als er Sex wollte. Er sagte: Dann verschwinde. Ich packte meine Sachen. Ich wusste, hier war die Chance, mich zu retten. Das war am 18. Oktober vor einem Jahr, ich werde das Datum nie vergessen.

Ich redete mit einem Therapeuten über meine Sexsucht. Mein Kopf wusste, was für mich gut und was schlecht war. Dann traf ich bei der Arbeit diesen Mann, am nächsten Abend hatten wir ungeschützten Verkehr. Am Tag danach wachte ich auf und dachte, es sei jemand auf meiner Seele herumgetrampelt. Ich konnte nicht einmal mehr reden. Da war es wieder.

Jetzt lerne ich sehr langsam, Sachen nicht mehr zu tun, die meinen Selbsthass größer machen als dieser Film, den ich eh schon im Kopf habe. Ich versuche, ein guter Mensch zu sein, zu andern und zu mir. Ich pflege eine Freundin, die multiple Sklerose hat. Ich bin Vegetarierin geworden. Ich versuche, eine spirituelle Erfahrung zu machen, so gut ich das kann. Ich versuche, morgens das Bett zu machen und meine Rechnungen pünktlich zu bezahlen.

Aber bei den kleinsten Gelegenheiten gerate ich in Panik. Es gibt Morgen, an denen ich das Gefühl habe, da lauert ein Tiger am Bettende, um sich auf mich zu stürzen. Der Morgen ist hart für mich, er tut weh. Immer mit dem

Schmerz leben. Manchmal ist es so schwer, dass ich denke, was soll das alles?«

Miguel Zevallos, 39

Der Marketingexperte wurde mit 16 erstmals wegen Depressionen zum Psychiater geschickt. Zehn Jahre später ging er freiwillig in eine Drogenklinik, weil er seinen Kokaindealer nicht bezahlen konnte. 1990 wurde seine Sexsucht diagnostiziert, erste Therapien waren erfolglos. Zevallos versuchte mehrmals, sich umzubringen. Vor einem Jahr nahm er die Therapie wieder auf. Seit zehn Monaten ist er mit einer Frau zusammen, von der er sagt, dass er sie zu lieben glaube.

»Meine größte Angst war immer, dass ich ein Kind missbrauchen könnte. Ich hatte jahrelang diese fixe Angst, eines Tages gehst du durch deine Straße, und plötzlich meldet sich dieses Gen, das macht, dass du ein Kind missbrauchen musst. Heute weiß ich, dass es glücklicherweise nicht Teil meines Charakters ist. Wenn es das wäre, würde ich mich töten.

Ich denke, ich wurde früher missbraucht, als ich mich erinnern kann. Das heißt, ich kannte die Grenzen zwischen Kind und Erwachsenem nicht. Ich lernte, dass man für Sex belohnt und speziell behandelt wird. Mein Vater war vermutlich sexsüchtig, und meine Mutter schickte ihm ständig Detektive hinterher oder verließ ihn mal wieder, weil eine seiner Affären aufgeflogen war. In solchen Situationen wurden meine Schwester und ich bei den Großeltern abgeladen.

Meine Großmutter ist Alkoholikerin, und nachts, wenn

meine Mutter weg war, missbrauchte sie mich. Später bot ich mich ihr selber an, hinterher bekam ich dafür Spielzeuge. Das ist bis heute Teil meiner Schuldgefühle: Es war mein Fehler, ich habe angefangen. Ganz egal, dass ich damals 8-jährig war. Die Schamspirale, die es der Sucht erlaubt, weiter zu bestehen, drehte voll. Wenn du das Gefühl hast, du bist nicht mehr wert als ein Haufen Mist, dann benimmst du dich auch so.

Die Lektion, die ich aus meinem Missbrauch lernte, war, dass mich niemand verlässt, solange ich guten Sex biete. Im späteren Leben rannte ich immer davon, wenn aus Sex Emotionen hätten werden können – um ja nie mehr der zu sein, der verlassen wird.

Mit 11 begann ich zu trinken und zu kiffen. Mit 15 war ich zum ersten Mal so betrunken, dass ich ein Blackout hatte. Es war das Beste, was mir je passiert war. Dann ging ich wegen Depression erstmals zu einem Therapeuten, der mir, wenn auch nur verbal, klar zu nahe trat. Ich ging nicht zurück. Ich schlief lange Zeit mit einem geladenen Gewehr, das ich mir vor dem Einschlafen unters Kinn setzte. Ich hoffte immer, es würde irgendwann nachts losgehen.

Mein Sexualleben begann erst richtig mit 19, als ich mir regelmäßig genug Alkohol und Drogen beschaffen konnte, die mir meine Hemmungen nahmen. Mein Kick war, Sex umsonst zu kriegen. Ich ging weder zu Prostituierten noch in Pornoshops. Ich mochte gern anonymen Sex mit fremden Frauen und mit Stripperinnen, weil die nicht herumtricksen und kein Aufhebens machen um Sex. Sie sind körperlich wie taub. Sie denken, alles, was sie zu bieten haben, ist ein provozierender Körper.

Ich bin genauso. Ich dachte jahrelang, Frauen wollen mich nur für Sex. Also wollte ich wenigstens bei dem einzigen Austausch, den wir hatten, dominieren. Das bedeutete: keine Intimität, keine Gefühle, kein Risiko. Es ging nicht um die Frauen, es ging um Körperteile. Und um meine Selbstachtung. Ich wollte von ihnen hören: Du bist gut. Es hielt eine Weile vor. Danach ging ich meist nach Hause und heulte.

1986 drohte mein Dealer mich umzubringen, wenn ich meine Kokainschulden nicht sofort bezahlte. Da ich keinen Cent hatte, ließ ich mich in eine Drogenklinik einliefern. Ich dachte, da kann er nicht einfach reinspazieren und mich abknallen. Überraschenderweise wurde ich gesund. Ich habe seither nie mehr einen Schluck Alkohol getrunken oder Drogen genommen. Und mein erster Gedanke war: Das ist ja großartig. Jetzt kann ich in den Bars alle betrunkenen Frauen abschleppen, sie manipulieren und doppelt so viel Sex haben wie bisher. Genau das tat ich.

Das Thema Sexsucht kam in der Drogentherapie nie auf. Ich dachte, ich bin einfach ein guter Mann. Das dachten andere Männer auch. Ich bekam viel Anerkennung für meine Erfolge. Miguel kriegt alle Mädchen.

Als das Internet kam, traf ich über den Computer mehr Frauen, als ich je in einer Bar finden konnte. Es war, als würde ich mit Benzin ein Feuer löschen. Über Internet musst du Frauen nicht zum Essen ausführen und beackern Wenn man sich einig war, traf man sich in einer Bar, dann machten wir im Park oder im Auto Sex, und das wars. Manchmal dreimal am Tag, manchmal dreimal in der Woche.

Wenn ich das Gefühl hatte, da wolle eine gedemütigt werden, wurde ich bei ihr meinen Zorn los. Sie wurde meine Großmutter. Ich verband Frauen die Augen und missbrauchte sie, weil wir das beide wollten. Aber manchmal, allein zu Hause, wusste ich: So wollte ich Menschen nicht behandeln. Eine Verlobung ging in Brüche, weil ich nachts dauernd vor dem Computer saß und mich befriedigte. Einmal wurde ich im Internet zum Junggesellen der Woche gewählt und bekam 600 Mails. Alle wollten Sex mit mir, Männer, Frauen, Paare.

1990 wurde ich erstmals wegen meiner Sexsucht behandelt. Als ich nach einem Monat entlassen wurde, verließen mich meine Freundin und meine heimliche Geliebte gleichzeitig. Ich war dermaßen verzweifelt, dass sie mich in eine psychiatrische Klinik brachten. Dort fing ich sofort zwei Affären an.

Diesmal glaube ich, dass ich eine Chance habe. Ich habe jetzt mit 39 vielleicht zum ersten Mal eine Ahnung, was Liebe ist. Es hat nichts mit Sex zu tun in meiner Vorstellung, und es ist kein magisches Gefühl, sondern eine bewusste Entscheidung. Meine Freundin ist in Utah, und ich habe sie seit zwei Wochen nicht gesehen. Früher wäre ich längst vor den Computer geflüchtet. Jetzt muss es nicht mehr jeden Tag sein. Nur meinen Kopf muss ich behandeln wie ein gefährliches Viertel. Ich darf dort nicht allein hingehen. Vielen hilft das Denken, Probleme zu lösen. Wenn ich zu denken anfange, denkt es direkt in die Sucht hinein.«

Joseph Levy, 70

Als der New Yorker auf einem Männerklo zum ersten Mal jene Sexualität erlebte, die ihn erregte, war er noch nicht einmal ein Teenager und hatte keine Ahnung, was das Wort »schwul« bedeutet. Fünfzig Jahre später tat er sich immer noch schwer mit der

Einsicht, dass seine Dauerbeschäftigung mit Sex ihn nicht als Genießer auswies, sondern als Geplagten.

»Ich war 10 oder 11 beim ersten Mal, ich kann mich nicht genau erinnern. Es war in einem Männerklo der U-Bahn in New York. Da war viel los. Es war das erste Mal, dass ich allein zur Klavierstunde fahren durfte. Ich musste auf die Toilette, zumindest erinnere ich mich so. Ich war klein, aber etwas in mir wusste, was da vor sich ging. Ich denke, ich wurde erregt und hatte sogar einen Orgasmus. Ich weiß noch, dass ich Angst hatte, erwischt zu werden. An mehr erinnere ich mich nicht. Danach setzte meine Fantasie ein und auch die Selbstbefriedigung. Und die Panik vor den Flecken auf der Bettwäsche.

Bei uns zu Hause wurde viel gestritten. Es gab keine Wörter für Gefühle, nur Sarkasmus. Meine Eltern hackten nur herum, auf uns Kindern, aufeinander. Niemand sagte je, ich fühle das und das. Stattdessen sagten sie: ›Wenn du mich liebst, weißt du, was ich will.‹ Oder zu mir: ›Willst du weinen? Ich geb dir was zum Weinen.‹

Mit 14 arbeitete ich neben der Schule als Bürohilfe, musste also immer die U-Bahn nehmen. Und war ständig in diesen Klos. Ich wusste auch instinktiv, in wessen Nähe ich mich in der U-Bahn stellen musste, damit er ein bisschen an mir herumgrapschte. Nie habe ich gehofft, dass ein Mädchen ihren Körper gegen mich drückte. Ich weiß nicht, wie ich meinen Job behalten konnte, denn ich erschien selten zur Arbeit. Mit 15 wurde ich verhaftet auf einem Pissoir und musste mit meinen Eltern vor Gericht. Ich behauptete, ich hätte keine Ahnung gehabt, was los war, und niemand fragte weiter. Sie ließen mich auf Bewährung frei.

Ich machte die Highschool fertig, ging immer noch in die Klos, ich wusste ja nicht, wohin sonst. Vor ein paar Jahren fragte mich mein Therapeut, was damals so los gewesen sei in meinem Leben. Nichts, sagte ich. Später erinnerte ich mich, dass ich die Schule inbrünstig gehasst hatte. Dass meine Mutter in jener Zeit für eine größere Unterleibsoperation ins Krankenhaus musste und sich meine Eltern kurz darauf trennten. Das heißt, wir wurden alle voneinander getrennt, meine Schwester und ich kamen zu verschiedenen Tanten. Aber als Befindlichkeit von damals hatte ich das nicht in Erinnerung. Mein zwanghaftes Sexleben wirkte wie eine Anästhesie. Bis vor kurzem hatte ich einfach Sex, wenn mich etwas plagte. Dass das zwanghaft war, sah ich nicht, bis ich über 60 war.

Stell dir zwanghaften Sex vor wie deine erste Schussfahrt auf Ski. Hast du damals an die Schule gedacht? An Probleme mit andern Schülern oder Streit mit den Eltern? Nein, du hast einzig daran gedacht, gut den Hang herunterzukommen. Mit dem Sex ist es genau gleich, wenn du süchtig bist. Nur ist Skifahren gesünder.

Ich weiß nicht mehr, wann ich zuerst in eine Sauna ging und diese sexuellen Gärten entdeckte. Ich weiß nur, dass ich, als ich nach Kalifornien übersiedelte, auch hier sofort durch die Saunas zog. Dort habe ich Toni getroffen, vor etwa 25 Jahren. Wir hatten eine Beziehung, aber Toni verlangte nie Verbindlichkeiten. Ich denke, wir liebten uns. Gleichzeitig war er ungeheuer promiskuitiv. Wer klingelte, wurde eingelassen. Außerdem nahm er viele Drogen. Das war neu für mich, Gras jeden Abend, dann Kokain, dann Acid. Alle seine Freunde und Freundinnen waren obsessive Trinker, Drogenkonsumenten, und alle hatten ständig Sex.

Einmal sagte Toni zu mir: Du gehst manchmal in die Sauna, nicht? Ich sagte Ja. Er sagte, wunderbar. Das heißt, dass ich dich so scharf mache, dass du dahin musst. Ich konnte ihm nicht verständlich machen, dass ich das aus Frust tat, nicht aus Spaß. Ich tat es, weil ich mit irgendeinem Gefühl, Angst, Zorn, Eifersucht, nicht umgehen konnte. Nach zwölf Jahren trennten wir uns. Ich vermisse ihn heute noch, aber wir waren zu weit voneinander weg.

Danach ging es richtig bös los. Ich hing ständig in den Saunas, Sexklubs, überall. Irgendwann merkte ich, ich kann nicht aufhören. Ich fühlte mich wie auf einer Achterbahn, die nie anhielt. Niemand wusste etwas, meine Arbeit wurde gemacht. Aber nicht mehr. Ich bin klug und wach, aber ich habe nichts angefangen mit meiner Kreativität.

Dann wurde ich entlassen, als die Firma sich gesundschrumpfte, weil mir nur noch ein paar Monate bis zu meinem 65. Geburtstag fehlten und ich dann Sozialhilfe bekommen konnte. Aber ich habe meine ganze Karriere verplempert. Ich wartete immer nur, bis es fünf Uhr war, Zeit für Sex. Wenigstens habe ich mich einigermaßen zuverlässig geschützt.

Meine Obsession wurde immer größer. Ich ging aus hygienischen Gründen lieber in die Saunas. In Saunas kann man auch verschließbare Räume mieten. Vor allem aber hat es Duschen. In den Sexklubs findet Sex meist im Stehen statt, es ist etwas schmutzig.

Ich machte wild herum, und ich hatte einen Freund, der in einem dieser anonymen Selbsthilfeprogramme war. Er war genauso getrieben wie ich. Ich dachte, hey, da geh ich auch hin, das ist ein guter Ort, hübsche Jungs kennen zu lernen. Wenn ich Kokain haben will, gehe ich schließlich auch am besten in eine Kokser-Selbsthilfegruppe.

In den ersten beiden Sitzungen brachte ich nur einen Satz heraus: ›Ich heiße Joe, und es tut weh.‹ Plötzlich war die Erinnerung furchtbar. In der Gruppe lernte ich reden. Früher erzählte ich bloß, wie ich letzte Nacht an diesen toll aussehenden Typen gekommen war. Nie hätte ich erzählen können, in wie vielen Bars ich war, wie oft ich die Straße auf und ab gegangen war, bis ich um sechs Uhr morgens endlich jemanden fand, oder eben nicht, wie ich dann nach Hause kam, schnell duschte, zur Arbeit ging und nicht warten konnte bis Feierabend, bis alles wieder von vorn anfing.

Das Wichtigste war, einen Plan für mich zu finden. Mein Plan sagt, dass ich fast immer Sex haben darf, außer um Gefühle zu vergessen. HALT ist ein wichtiges Wort geworden. Es steht für hungry, angry, lonely, tired – hungrig, wütend, einsam, müde. Das sind die gefährlichen Zeiten für Sexsüchtige, denn da kommt ein Bedürfnis auf, das man gut mit Sex zukleistern kann. Ich will das nicht mehr. Ich will auch keine Pornos mehr und mich daheim befriedigen. In einer Sauna habe ich wenigstens jemanden im Arm.«

WOVON ALLE FABULIEREN

Flug New York–Los Angeles. Der Mann am Fenster ist vielleicht 35, schmal und gut aussehend, schwarzer Pulli mit V-Ausschnitt, schwarze Jeans. Er hat sich gerade angeschnallt und zückt schon seinen Block. Ich sitze am Gang, der Platz zwischen uns ist leer. Der Mann schreibt etwas auf seinen Block, reißt den Zettel ab, faltet ihn und schiebt ihn mit der linken Hand durch den Spalt zwischen den Rückenlehnen nach hinten. Am Ringfinger trägt er einen schmalen Goldring, der aussieht wie ein Ehering.

Ich schiele über die Rückenlehne. Direkt hinter ihm sitzt die attraktive blonde Frau mit der Lederjacke, die mir vorhin in der Abflughalle auffiel, weil sie wie ein Single aussah. Ich weiß nicht, wieso Singles wie Singles aussehen. Möglicherweise gehen sie energischer als die Liierten, weil sie nicht mit jemandem Schritt halten müssen. Vielleicht ist es ihre forsche »Bitte nicht stören«-Miene, die jedem halbwegs Aufmerksamen sagt, dass sie gerne gestört würden, wenn es nur behutsam wäre. Wie auch immer, die Single-Frau kritzelt sofort ihrerseits etwas auf das Blatt, rollt es und gibt es durch den Spalt zurück. Er macht es auf, gluckst amüsiert und schreibt wieder zwei Zeilen. Fünf-, sechsmal geht der Zettel hin und her, immer dichter beschrieben. Die beiden reden kein Wort, er dreht sich nie nach ihr um. Der Flieger ist noch nicht einmal bis zur Startbahn gerollt.

Wir sind mitten im Steigflug, als er lächelnd von dem Blatt hochsieht, das gerade wieder durch den Spalt gekommen ist, und mich fragt, ob ich freundlicherweise mit der Dame hinter ihm den Platz tauschen würde. Ich würde. Die blonde Frau nimmt ohne eine Spur von Aufgeregtheit ihre Sachen zusammen und bedankt sich bei mir. Der Mann mit dem Ehering bietet ihr seinen Fensterplatz an und setzt sich dahin, wo ich eben gesessen habe. Sie wenden sich einander zu, beide entspannt über ihren Armlehnen hängend, und fangen an, leise zu plaudern. Als der Lautsprecher sagt, wir hätten unsere Flughöhe erreicht, bestellt der Mann Champagner. Eine halbe Stunde später setzt er sich auf den mittleren Sitz und legt den Arm um die Frau. Nach einer Minute küsst er sie bis ungefähr zur Hälfte des Films, der inzwischen läuft. Dann lassen sie voneinander ab, er geht auf die Toilette. Sie geht ihm nicht nach. Es geschieht nicht, wovon alle fabulieren. Als er zurückkommt, beginnen sie, ihre Decken auszupacken. Sie basteln sich ein blaues Zelt bis zum Hals, und manchmal verschwindet auch der Kopf darin.

MÄNNER NACH DEN BESTEN JAHREN

Eigentlich ist alles noch da. Wenn Rod Stewart im Autoradio *Hot Legs* singt, kommen die Gefühle hoch, genau wie früher im R4. Und die Frauen, denen man nachschaut, sind immer noch 20. Nur hat der Wagen jetzt Sitzheizung, und die Frauen auf dem Trottoir sehen durch einen hindurch, als sei da keiner. Und der 50-Jährige zu Hause im Badezimmerspiegel ist ein grau melierter Fremder, der viel zu sehr dem Vater gleicht und in den Ferien schon wieder zwei Kilo zugenommen hat. Außen, innen, der Kopf, der Bauch, das Herz – nichts passt mehr zusammen.

Männer in den besten Jahren hießen sie früher, und wenn die Jahre um die 50 nicht die besten waren, dann waren sie doch gut: Karriere in Schwung, Einkommen geregelt, Ansehen gefestigt. Das Privatleben war erfreulich, mehr oder weniger, Scheidung war selten ein Thema. Dann stürmten die Babyboomer in den Achtundsechzigern die Straßen und stießen die Väter von den Podesten. Großmäulig forderten sie, keinem über 30 zu trauen, und hatten keine Ahnung, wie schnell damit Ernst gemacht werden würde. Jetzt sind sie 50 und suchen ihren Platz in einer Gesellschaft, die sich für sie nur noch am Rande interessiert.

»Fünfzig«, sagt der 50-jährige Komiker Robin Williams, »das ist, wenn die Prostata größer wird als das Ego.« Es ist nicht nur die Prostata. Dass die Erektionen unübersehbar gemächlicher zu Stande kommen, auch wenn es an der Lust nicht mangelt, setzt der männlichen Identität gewaltig zu. Von der Blase ganz zu schweigen. Die Haare können schon mit 30 ausfallen, aber der Harn beginnt erst mit fünfzig zu stottern. »Du brauchst nur zu schauen, wer in den Flugzeugen die Gangplätze besetzt«, sagt der Verlagslektor Hannes Lutz*, »lauter ältere Geschäftsherren, die dauernd müssen.« Lutz ist 51 und mit dem Problem der nachtröpfelnden Blase seit einiger Zeit geschlagen. Trotzdem redet er von seinen Altersgenossen, als gehöre er zu einer anderen Kaste. Darauf angesprochen, sagte er: »Das ist der leise Selbstekel.«

Davon war mit 40 noch nicht die Rede. Das Fleisch war fest, die Blase dicht, und wenn der Kopf scharf wurde, regte sich zuverlässig auch der Penis. Was die Männer mit 40 beutelte, war nicht ihr Körper, sondern der erste Blick zurück, gern auch Midlife-Crisis genannt. Sie fragten sich, was aus ihren Träumen geworden ist, der Karriere, der Familie, der Liebe. Hatten sie gelebt, was sie leben wollten? Wer mit der Bilanz nicht zufrieden war, ließ sich scheiden, weiterbilden, versetzen. Oder hatte zumindest die Vision, dass da noch genug Zeit, Energie und Chancen sind, brache Felder zu beackern.

Zehn Jahre später signalisiert nicht nur der Körper, dass sich der Jahrgang nicht mehr ignorieren lässt. Seit der fortschreitenden Entmachtung der über 40-Jährigen in der Wirtschaft ist die Aussicht auf einen weiteren beruflichen Aufstieg nach 50 in den meisten Berufen praktisch null. Irgendwann sind die Chefs und Kaderleute plötzlich jünger und schneller, mit Technologien und Vokabularien vertraut, die man nicht beherrscht und nicht mehr beherrschen lernen will. Man versucht, den Mangel an Geschwindigkeit mit Erfahrung auszugleichen, in manchen Berufen mit Erfolg, in anderen mit einem zunehmenden

Gefühl von Unzulänglichkeit. Glücklich, wer nicht Marketingexperte, sondern Psychologe geworden ist.

Nicht nur in den Kadern ist die Zahl der Boomer mit jedem Jahr spärlicher geworden. Auch aus der Bilderwelt des Alltags sind sie weitgehend verbannt worden. Wer wirbt mit einem 50-Jährigen für anderes als Hörgeräte und Altersvorsorge? Wer außer Politikern und einigen Wirtschaftsführern schafft es mit über 50 auf ein Titelbild? Die Generation, die mit kaum 20 naiv und rotzig den Jugendwahn ankickte, findet öffentlich kaum noch statt. Selbst der außergewöhnlich attraktive David Bowie mokierte sich kürzlich, er sei zu alt, um von Musikzeitschriften noch ins Bild gerückt zu werden. Der Platz reiche gerade noch für eine Kurzkritik seines neusten Albums.

Von den Männern um 50 erinnert sich fast jeder an den Moment, der ihm die Illusion von Jugend zerstörte. Der Manager Walter Rieser, damals 49, ließ in seinem Büro beim Diktat einen Kugelschreiber fallen, worauf sich seine junge Sekretärin blitzschnell bückte und ihn aufhob. Rieser sucht seine Sekretärinnen nach ihrer Kompetenz aus, Bemutterungsdienste erwartet er nicht. Daher sah er die Geste als instinktiven Mitleidsakt mit einem alten Mann, der sich nur noch mit Mühe bücken kann: »Ich weiß ja, dass ich ein paar Kilo zu viel auf den Rippen habe«, sagt der durchaus munter aussehende Rieser, inzwischen 51. »Aber, Herrgott, ich höre Techno und jogge und stehe im Tram immer noch auf, wenn eine Frau keinen Sitzplatz hat.« Der Vorfall stürzte ihn in eine längere Krise. Dem 50-jährigen Illustrator Andreas Wendt versetzte die eigene Großspurigkeit den ersten Altersschock. Wendt, ein Schrank von einem Mann und gut trainiert, hatte sich beim Laufen am See mit einem Hundehalter angelegt. Der

Streit eskalierte, Wendt drohte dem sehr viel jüngeren Doggenbesitzer Prügel an. »Es ist mir einfach herausgerutscht. Ich bin kein Schläger, aber Angst vor einer Keilerei habe ich noch nie gehabt. Bis zu diesem Moment. Plötzlich wurde mir klar, dass ich keine Chance habe, wenn der auf mich losgeht. Er war vielleicht nicht stärker, aber drahtiger, schneller und härter. Glücklicherweise ließ er sich nicht auf meine Provokation ein.« Das Gefühl von Unverwundbarkeit, das er ein Leben lang gehabt habe, sagt Wendt, sei danach nie mehr zurückgekommen. Bei dem Schauspieler Martin Streck war es die simple Frage nach dem Alter. Ein Freund seines Sohnes wollte wissen, wann er geboren sei. 1948, sagte Streck, der locker zehn Jahre jünger aussieht. Die Reaktion brachte ihn völlig aus der Fassung: »Der Junge schaute mich entsetzt an und sagte, dann bist du ja in fünfzehn Jahren 70.« So hatte Streck sein Alter noch nie betrachtet. Jetzt verfolgt ihn der Gedanke. In fünfzehn Jahren 70. Oder tot. »Es ärgert mich gewaltig, dass es so bald aufhört, wo es doch jetzt wirklich interessant wird.«

Wenn es stimmt, dass der Beruf neben der Sexualität die tragende Säule männlicher Identität ist, müssten 50-Jährige einen schweren Stand haben. Die Karriere ist gelaufen, die Nachfrage nach ihrer Arbeitskraft auf dem Stellenmarkt praktisch inexistent. Aber der Verdruss darüber hält sich bei den Männern, die für diese Geschichte befragt wurden, in Grenzen. Martin Streck spielt lieber Theater als früher, seine Zwischentöne seien feiner geworden. Rieser gibt seinen Managerposten nächstes Jahr auf, weil er keine Sechzig-Stunden-Wochen mehr will. Er hat sich als Professor an der Universität in Freiburg beworben. Alle Befragten kümmern sich bewusster und häufiger um ihre Freundinnen und Freunde, eine Aufgabe, die sie noch vor zehn Jahren vorwiegend den Frauen in ihrem Leben überließen. Einzig Matthias Derrer, der immer allein gewohnt hat, trägt seinem Freundeskreis seit zwanzig Jahren unverändert Sorge.

Er habe mit 40 den Absprung verpasst, sagt Ingenieur Urs Feldmann, 53. Seit Abschluss des Studiums arbeitet er bei der gleichen Firma und hat das Gefühl, er drehe sich im Kreis. Immer die gleiche Arbeit, immer die gleichen Gesichter. Aber Karriere hat ihn nie wirklich interessiert, der Gedanke war ihm zu anstrengend. Jetzt ist es zu spät, sagt er, außerdem ist seine Arbeit durchaus nicht unangenehm. Trotzdem hat er sich vor zwei Wochen um einen neuen Job beworben. Von seinen Freunden will keiner länger als bis zum Sechzigsten arbeiten. Er auch nicht. Noch 2 496 Tage, sagt er, und keine Stunde länger.

Der Grafiker Peter Andermatt absolvierte vor sieben Jahren »nach einer happigen Sinnkrise« eine Zweitausbildung als Kunstpädagoge. Gleichzeitig begann er eine Therapie, »um meine ewig gleichen Trotzreaktionen auf jede Art von Autorität einmal näher anzuschauen«. Beides, sagt er, habe ihn ein gutes Stück weitergebracht. Zurzeit arbeitet der 52-Jährige wieder als selbstständiger Grafiker. Er verdient weniger als früher, überlegt sich aber bereits, welche Ausbildung er als Nächstes macht, wenn er genug Geld beisammen hat.

Mike Wellauers Angst vor jedem Arbeitstag hat nicht mit dem Job zu tun, sondern mit seinem Körper. Er hat Angst, den Stress nicht mehr zu bewältigen, Angst, dass die Glieder nicht mehr mitmachen. Seit dreißig Jahren steht der 55-jährige Wirt in Küchen oder hinter Theken. Dass er doppelt so alt war wie die meisten Besucher des Kulturzentrums, in dem er seit fünfzehn Jahren arbeitet, fiel ihm nur auf, wenn ihn ein Kunde siezte, der nicht zur Szene gehörte. Bis vor sechs Jahren das linke Knie anfing zu schmerzen. Verschleiß. Drei Operationen brachten kaum Besserung. Er konnte nicht mehr Rad fahren und nicht mehr schwimmen gehen, nahm zu und fühlte sich elend. Dann kamen chronische Schulter- und Rückenbeschwerden hinzu. Die Schmerzen und die schlohweißen Haare machen sein Gesicht älter, als er ist. Zweieinhalb Jahre dauert sein Vertrag noch. Wellauer träumt vom Aufhören, von einer Teilinvalidenrente und vielleicht einer kleinen Trattoria in Italien.

Die von den Männern am Anfang des Gesprächs betonte Überzeugung, Alter sei doch kein Thema, jedenfalls nicht mit fünfzig, gerät bei genauerem Nachfragen schon durch kleine Dinge ins Wanken. Das erste Haar, das so lang aus dem Ohr wächst, dass man es im Spiegel sieht. Der Zahnarzt, der sagt, tut mir Leid, aber eine Brücke ist hier das Sinnvollste. Die Waage, die bei 87 Kilo festgefroren scheint, obwohl man seit drei Wochen kein einziges Bier mehr getrunken hat. Andreas Wendt erzählt, dass die Freunde, mit denen er seit zwanzig Jahren jeden April ein paar Tage im Piemont schlemmen geht, bei der letzten Reise zum ersten Mal Einzelzimmer verlangten. Bisher hatten sie immer Zweierzimmer geteilt. Es wurde nicht darüber geredet, sagt Wendt. Seine Hemmungen, den Bauch zu zeigen oder viermal nachts aufs Klo zu gehen, musste keiner dem andern erklären. »Das ist nicht mehr der Arm eines 20-Jährigen«, sagt Peter Andermatt mit milder Resignation und kneift sich in den Unterarm. Das Wort »alt« würde er zwar noch nicht auf sich anwenden, »aber wieso muss das mit der Augenschärfe auch noch dazukommen?«. Der kurzsichtige Andermatt ist seit seiner Kindheit Brillenträger. Aber wo früher eine Funzel reichte zum Lesen, braucht er jetzt einen Spot. Inzwischen ertappt er sich dabei, dass er immer häufiger unter der Brille durchliest. Altersweitsicht, ausgerechnet. Den Kopf rasiert er sich kahl, seit die immer spärlicheren Haare vor vier Jahren grau zu werden begannen. »Halbglatze und grau, das war zu viel.«

Schauspieler Streck hadert mit dem Gedächtnis. Er merkt sich Texte schwerer als früher. Und in seiner Ramschschublade, die früher relativ übersichtlich war, »liegen jetzt siebzig Dinge, und an dreißig erinnere ich mich nicht. Das Chaos nimmt zu.« Er versucht, häufiger zu räumen, mehr wegzuwerfen, mit wenig Erfolg. »In meiner Wohnung stehen so viel Bücher, die ich nicht mehr lesen werde. Aber ich kann mich ja nicht nur mit dem umgeben, was ich brauche. Die Toten in meinem Adressbuch streiche ich ja auch nicht. Und zwar gerade deswegen, weil sie sich nicht mehr melden.«

Matthias Derrer ist ein außergewöhnlich schöner Mann, groß, schmal, blauäugig. Der Maskenbildner kleidet sich mit dem sicheren Mix aus erlesen und frech, den man fast nur an Schwulen sieht. Dass er homosexuell ist, wissen alle, die es wissen wollen. Er hat nie ein Geheimnis daraus gemacht. Derrer trainiert regelmäßig, interessiert sich aber ansonsten mehr für seine spirituelle Entwicklung als für sein Äußeres. »Früher war ich ein furchtbar oberflächlicher Ästhet. Wenn einer die falsche Hose trug, habe ich ihn ignoriert.« Sein Alter, behauptet Derrer, belaste ihn nicht, er habe im Kopf bei 35 aufgehört zu zählen. Irgendetwas muss dennoch weitergezählt haben, denn zum 50. Geburtstag vor ein paar Wochen hat er sich ein diskretes Augenlifting geschenkt, das auch ein scharfer Blick nicht entdecken könnte. Die schweren Schlupflider, die auf die Augen drückten, hatten ihn zu sehr deprimiert. »Jetzt ist dieses Müde weg aus meinem Gesicht. Jetzt stimmt es wieder.«

Deutlich zögerlicher als über die Krux mit Haarausfall, Hüftspeck und Gedächtnislücken reden 50-Jährige über das, was viele am meisten quält: das Nachlassen der Lust, der Potenz oder von beidem. Walter Rieser sagt mit schiefem Lächeln, die Qualität habe eben inzwischen die Quantität ersetzt. Aber Frauen hätten ja ohnehin lieber langsame Männer. Der wunde Punkt ist, dass auch Männer möglicherweise langsameren Sex mit der Zeit schätzen lernen, niemals aber langsame Erektionen. Das Beste an seiner Ehe sei immer die Sexualität gewesen, sagt Hannes Lutz. Und nun könne er kaum noch zweimal am Tag. Zweimal täglich, nach neunzehn Jahren Ehe? »Quatsch«, sagt Lutz, »wir haben natürlich höchstens einmal am Tag Sex. Das Problem ist, dass es nicht häufiger ginge, auch wenn wir wollten. Ich brings nicht mehr. Meinen Mann stehen – vergiss es.« Der Gedanke zermartert ihm das Gehirn, seit Erregung und Erektion nicht mehr synchron laufen. Seine Frau findet die etwas gemächlichere Durchblutung noch sehr unproblematisch, aber ihn demütigt, dass seine lasche Männlichkeit inzwischen ausdauernde Stimulation braucht. Und noch eine Vorstellung hat sich wie eine Zecke in seinem Kopf festgesaugt. Was, wenn es stimmt, was sie in seiner Pubertät behaupteten: dass ein Mann in seinem Leben nur eine begrenzte Zahl von Ejakulationen – »Schüssen, sagten sie mir damals« – haben kann? Der Idee sei mit dem Verstand nicht beizukommen, sagt Lutz. Jedes Mal, wenn er mit seiner Frau schlafe, sei diese leise Panik da, es könnte das letzte Mal sein.

»Die Dauererektion ist weg«, sagt Urs Feldmann, »und ich würde lügen, wenn ich nicht zugeben würde, dass ich wehmütig daran zurückdenke.« Seine Frau, mit der er seit dem Gymnasium zusammen ist, behaupte immer wieder, früher hätten sie jeden Tag miteinander geschlafen. Er hat das zwar nicht so in Erinnerung, aber er bestreitet es auch nicht. Sie hatte immer schon das bessere Gedächtnis. Heute ist es höchstens noch einmal die Woche, und auch das nicht immer. Dabei sei sein Testosteronspiegel völlig in Ordnung, sagte der Urologe, mancher Jüngere habe nicht so hohe Werte. Warum war er beim Urologen? Feldmann rutscht auf dem Stuhl hin und her. »Meine Frau und ich wollten eine Art zweite Hochzeitsreise machen, Paris, Suite, alles recht romantisch. Dann lagen wir in der luxuriösen Bettwäsche, und nichts regte sich. Nicht wenig, sondern rein gar nichts. Man kann von einem Einschnitt reden.« Das war vor drei Jahren. Der Urologe riet zu Viagra, aber Feldmann findet den Gedanken bis heute fürchterlich. Er hat es noch nie versucht, es ist ihm zu unromantisch. »Meine Frau muss ja nicht unbefriedigt bleiben, nur weil mein Ding nicht will.« Wie gut kommt er damit zurecht? »Natürlich macht eine solche Beschränkung nachdenklich«, sagt Feldmann, »und je länger zwischen meiner Frau und mir nichts läuft im Bett, desto dicker werden die Mauern.«

Dr. Christian Sigg ist der Schweizer Medien liebster Androloge. Dabei gibt es diese Ausbildung in der Schweiz gar nicht, sondern lediglich eine Gesellschaft für Andrologie, deren Präsident Sigg ist. Einer breiteren Öffentlichkeit ist er bekannt als eifriger Befürworter der Hormonersatztherapie für Männer über 40, deren Hormonkurve messbar sinkt. PADAM heißt der Befund, partielles Androgendefizit des alternden Mannes. Testosteron ist das wichtigste Hormon der Androgengruppe. Testosteronmangel kann verantwortlich sein für eine verringerte Libido, nicht aber für Erektionsprobleme. »Es gibt Männer, die trotz Erektion keine Lust auf Sex haben. Dagegen hilft Testosteron. Erektionsstörungen hingegen sind Abnützungserscheinungen der Zellen, die das Zusammenspiel der Muskeln bewerkstelligen, die zu einem Blutstau führen. Da kann einer noch so viel Testosteron nehmen, es tut sich nichts. Dagegen helfen nur Viagra und ähnliche Medikamente.«

Sigg plädiert dafür, dass jeder Mann spätestens mit 40 einen Hormonspiegel erstellen lässt, weil auch die Abnahme der Muskelmasse, der kognitiven Fähigkeiten und die Zunahme der Depressionen mit dem Absinken des Testosteronspiegels zu tun hätten. Warum will er eine Alterserscheinung zur Krankheit stempeln? »Richtig ist, dass wir uns hier in einem Graubereich der Medizin befinden. Es geht um Lebensqualität, denn an Testosteronmangel stirbt niemand. Aber wir haben eine immer größere Lebensspanne vor uns, die wir füllen müssen. Wer allerdings meint, Testosteron sei ein Turbo, der alles wieder jung macht, der irrt. Der Mann muss sehr viel Eigenleistung bringen, mit dem Kopf und mit dem Körper.«

Das Problem der Hormonersatz-Befürworter ist, dass keiner weiß, mit genau wie viel Hormon dem PADAM beizukommen ist. Es gibt keine Untersuchungen über durchschnittliche Testosteronwerte der männlichen Bevölkerung, keine über den Zusammenhang zwischen Alter und Testosteronmenge. Genauso wenig bekannt ist das genaue Zusammenspiel von Hormonen wie DHEA, Melatonin und anderen, die ebenfalls ersetzt werden müssten. Nicht nur das: »Möglicherweise«, sagt Sigg, »sagen die

Hormonbestimmungen, wie wir sie bisher gemacht haben, gar nichts aus. Die ganze Berechnung fängt gerade wieder von neuem an, weil man jetzt beginnt, den wirklich wirksamen Teil des Testosterons anders zu berechnen.« Aber er kann Patienten schlecht bitten, in zwanzig Jahren wiederzukommen, wenn erste Langzeitstudien vorliegen. Der Bedarf, sagt Sigg, sei geweckt, und Ärzte mit weniger Skrupeln, die behaupten, sie wüssten Bescheid, finde ein Patient immer.

Nach Meinung des Psychotherapeuten Patrick Wirz tun Männer nach 40 besser daran, sich um das Begreifen ihres Sexualverhaltens als um ihre Testosteronwerte zu kümmern: »Es klingt absurd, aber den meisten Männern, die zu mir kommen, ist der Zusammenhang zwischen Begehren, Erektion und Lust unklar. Und die Pharmaindustrie und gewisse Urologen verschleiern diesen Zusammenhang bewusst.« Zum Beispiel, sagt Wirz, gehen Männer oft mit Frauen ins Bett, obwohl sie gar nicht in Stimmung sind, nur aus dieser fixen alten Idee heraus, dass Männer immer wollen. Und wundern sich dann, dass der Körper streikt. Oder sie weigern sich gegen jeden Verstand einzusehen, dass die Alterung der Blutgefäße vor dem Penis nicht Halt macht. Die Regel ist laut Wirz ganz einfach: Wer bei der Selbstbefriedigung eine Erektion hat, ist physiologisch in der Lage, Sex zu haben. Leider seien aber vor allem Männer in Langzeitbeziehungen Opfer ihrer rein visuellen Orientierung. »Salopp gesagt: Kein Mann onaniert mit 50 zu einem Pornoheft, das er mit 20 gekauft hat. Auch der Anblick eines wunderschönen Körpers nutzt sich ab. Für die Männer, die in ihrer sexuellen Entwicklung neben dem Visuellen auch die körperliche Berührung genießen lernen, ist es spannend. Die anderen erleben irgendwann nicht mehr besonders viel.«

50-Jährige reden auffallend liebevoll über die Frauen und Männer in ihrem Leben, selbst wenn sie nicht mehr mit ihnen zusammen sind. Er lebe, sagt Peter Andermatt mit Nachdruck, nach dreiundzwanzig Jahren nicht immer noch mit seiner Frau zusammen, weil er sich nichts anderes zutraue, »sondern weil ihre Stärke nicht mehr mein Problem ist. Jahrelang habe ich gedacht, ich genüge nicht, ich sei zu unverbindlich und zu schwammig. Jetzt genieße ich ihre Lebendigkeit, sie macht mich lebendig.« Martin Streck hat sich vor zwei Jahren von seiner zwanzig Jahre jüngeren Frau getrennt und lebt noch immer nicht gut damit, obwohl er die Trennung wollte. Ihr Angebot, wieder nach Hause zu kommen, hat er abgelehnt, »weil wir einander einfach nicht gut tun«. Geblieben ist Melancholie und gelegentlich ein Anfall von Selbstmitleid. Sein Sohn fehlt ihm an allen Ecken, obwohl er ihn mehrmals pro Woche sieht. Seit einem Jahr hat er eine neue Freundin, »ein wunderbarer Mensch, aber noch kann ich mich vor lauter Selbstschutz nicht verlieben«. Manchmal – Streck ist ein Ausnahmetalent im Flirten – verspürt er seine alte Lust am Aufreißen, wenn er irgendwo auf Tournee unterwegs ist. Aber dann findet er sich auch gleich lächerlich mit seinen 55 Jahren. Außerdem hat er gerade aufgehört zu rauchen und fünf Kilo zugelegt, »da lässt man schon gern das Leibchen an«.

Matthias Derrer ist nach einer einjährigen Beziehung mit einem 22-Jährigen wieder Single. Er rechnete nie damit, dass die Liebe dauern würde. Dazu lagen die geistigen Ansprüche zu weit auseinander. In Schwulenlokalen verkehrt er selten, das sei der gleiche deprimierende Frischfleischmarkt wie bei den Heteros, »da musst du in meinem

Alter zahlen oder verwöhnen«. Er würde ohnehin lieber einen Gleichaltrigen kennen lernen. Früher, sagt Derrer, habe er sich in Beziehungen immer völlig aufgegeben. »Jetzt glaube ich, dass ich jemanden endlich so sein lassen könnte, wie er ist. Und mich auch.« Er ist sehr sicher, dass er diesen Jemand treffen wird.

Dass sich Mike Wellauer nach der Scheidung von seiner gleichaltrigen Frau in eine achtzehn Jahre Jüngere verliebte, belastete ihn mehr, als es seiner Eitelkeit schmeichelte. Er hatte nie Familie gewollt, sie wünschte sich Kinder. Sechs Jahre lang hoffte jeder, den andern zu überzeugen, vor zwei Jahren trennten sie sich, weil sie keine Lösung fanden. Jetzt ist Wellauer wieder mit seiner Ex-Frau zusammen, in einer Art Beziehung, die er nicht definieren mag. »Wir haben beide keinen besseren Freund als den andern, und diese ruhige Zuneigung hilft uns im Moment sehr. Alles Weitere werden wir herausfinden.«

Für Urs Feldmann ist es schlicht unvorstellbar, trotz den manchmal dicken Mauern, dass er sich je von seiner Frau trennen könnte. Zwei Drittel ihres Lebens haben sie zusammen verbracht, die Kinder großgezogen, die bald aus dem Haus sein werden. Er freut sich darauf, mit seiner Frau wieder allein zu sein, sie sich auch. In seinem Bekanntenkreis hat er einige Männer den zweiten, dritten und vierten Frühling durchmachen sehen. Sie waren genauso beziehungsgestresst wie er damals mit 17. Das braucht er nicht noch einmal. »Als ich jung war«, sagt er, »dachte ich, die Alten sehen die Welt ganz anders. Und jetzt bin ich da und seh sie genau so wie damals.«

*Mit Ausnahme von Dr. Christian Sigg sind sämtliche Namen geändert.

HAUSFRAU SUCHT ABWECHSLUNG

Zwei Monate nachdem mein Handy aufgeschaltet worden war, kam der erste Anruf. »Hallo, Prinzessin, wie wärs, wenn ich vorbeikäme?« Sanfte Männerstimme, nicht ganz jung, leider unbekannt. Ich fragte, wer am Apparat sei. »Das spielt doch nun wirklich keine Rolle«, sagte die sanfte Stimme, und man hörte sie lächeln, »Hauptsache, du hast bald Zeit für mich.« Wer nahm mich auf den Arm? Falsch verbunden, sagte ich. »Jetzt tu nicht so«, protestierte die Stimme, »du weißt genau, dass ich nicht falsch verbunden bin.« Ich drückte ihn aus der Leitung.

Drei Tage später keuchte ein Mann mit ausländischem Akzent: »Ich sofort zu dir kommen. Du Zeit? Ich gleich kommen.« Es klang nicht nach Asthma. Hastig trennte ich die Verbindung. Wie war der Keucher an meine unregistrierte Nummer gekommen? Die Erklärung klingelte noch am gleichen Nachmittag. »Du, was wäre mit heute um fünf?«, fragte eine forsche, vielleicht 60-jährige Stimme, »hier spricht der Gerber Erwin.«

Der Name sagte mir nichts, aber immerhin, der Mann hatte einen. Woher kannte er meine Nummer? Ein paar Sekunden lang war Stille. Dann sagte der Gerber Erwin, die Frage überrasche ihn nun doch etwas. Schließlich hätte ich eine Anzeige in der Zeitung, nicht er. Auf meine Frage, welche Art von Liebesdiensten ich da anbiete, sagte er, ach, das Übliche, scharfe Hausfrau sucht Abwechslung. Oder so ähnlich. Nachdem ich ihm offenbar glaubhaft versichert hatte, dass ich weder Hausfrau sei noch mich je getrauen würde, Abwechslung auf dem Anzeigenweg zu suchen, geschah etwas Merkwürdiges. »Also, Fräulein«, sagte er verlegen, jeden Konsonanten sorgfältig aussprechend, um seine Ernsthaftigkeit zu unterstreichen, »also, Fräulein, da möchte ich mich jetzt in aller Form entschuldigen. Das ist mir äußerst peinlich, dass ich Sie belästigt habe.« Belästigt, wieso belästigt? Er konnte doch nichts für die falsche Nummer. Eine interessante Reaktion.

Nach ein paar weiteren Anrufern, die mich alle respektvoll Fräulein nannten, kaum hatte ich das mit der verkehrten Nummer erklärt, ging es fast ein Vierteljahr, bis die Nachfrage wieder einsetzte. Die scharfe Hausfrau, die mit meiner Handy-Nummer warb, arbeitete offenbar nur gelegentlich. Bei der Telefongesellschaft konnte man sich die Sache nicht erklären, war aber ebenfalls entsetzt über die Belästigung und wollte mir sofort eine neue Nummer geben.

Als ich ablehnte und dem Angestellten erklärte, dass ich sonst nur selten Gelegenheit habe, wissentlich mit Freiern zu plaudern, legte er abrupt auf. Nichts mit Fräulein.

GESCHÜTZTER VOLLZUG

Als Anna vor einem Jahr zum ersten Mal Sex mit einem Mann hatte, war sie nicht verliebt. Sie war 20 und sie wollte endlich wissen, wie es ist. Es war nicht gut. Dass der Mann kein Kondom bei sich hatte, machte sie von Beginn weg wütend. Immerhin gab es keine Diskussionen, als sie darauf bestand, er solle eins von ihren benutzen. Er rollte es wortlos über seinen Penis und drang in sie ein. Es tat weh, und Anna war froh, als es vorbei war. Die schmerzhafte Erfahrung schrieb sie der Entjungferung zu, ihrer eigenen Verkrampfung und dem Mangel an zärtlichen Gefühlen.

Inzwischen hat Anna mit zwei weiteren Männern geschlafen. Obwohl sie in beide verliebt war, wurde nichts besser. Stets war sie es, die die Kondome besorgte. »Dabei weiß ich doch nichts von Größen. Vor kurzem rollte einer immer wieder ab, weil er zu klein war.« Aber auch wenn die Kondome passten, war der Sex keine Freude. »Es lief immer gleich. Wir schmusten und waren erregt. Dann kam der Griff zum Pariser auf dem Nachttisch. Das macht mir alles kaputt. Denn es ist ja nicht einfach ein Überstülpen, sondern der Mann muss sich abwenden oder sogar aufstehen. In der Zeit liegst du da und fällst aus deiner Erregung heraus. Ich bräuchte dann wieder ein langes Vorspiel, aber das geht nicht, weil der Schwanz dabei möglicherweise schlaff wird. Vielleicht ginge es ja auch. Aber für mich ist das zu schwierig, einem Mann in diesem Moment zu sagen, ich bin nicht mehr scharf, streichle mich wieder. Also geht dann der Akt los, und ich habe nicht die geringste Lust, dabei zu sein.«

Anna hat noch nie beim Geschlechtsverkehr einen Orgasmus gehabt. Wird sie mit der Hand oder dem Mund liebkost, kommt sie problemlos zum Höhepunkt. Auf die Frage, warum sie nicht mit den Männern geredet habe, reagiert sie ungeduldig. »Warum, warum?«, sagt Anna, »du weißt doch genau, wie Männer in Stress kommen, wenn der Pariser einmal drauf ist. Dann soll ich ganz locker sagen, mir ist jetzt nicht danach? Ich bringe das nicht.«

Stefan ist 31. Wie Anna hat er Sex zu zweit erst kennen gelernt, als Aids bekannt und das Präservativ gesellschaftliches Gebot war. Um sich keine Blößen zu geben, hatte er zuvor allein geübt, sich Kondome überzuziehen. Als es so weit war, hatte er eins in der Tasche. »Aber sie wollte lieber ohne. Und ich hatte Vertrauen.« Vertrauen. Keine Erklärung versetzt die Präventionsexperten in hellere Verzweiflung. Sie hören sie jeden Tag ein Dutzend Mal.

Stefan hat auch später immer wieder ungeschützt mit Frauen geschlafen, »wenn sie das wollten. Ich hätte sie nie dazu gedrängt, schon wegen der Angst vor Schwangerschaft. Außerdem hatte ich nie Probleme, einen Pariser anzuziehen, obwohl ich meinen verpackten Schwanz ziemlich hässlich finde.« Schwieriger war es, bei unverhofften Sexualkontakten zu begründen, warum er ein Kondom bei sich hatte. »Wie du es machst, ist es falsch. Hast du keins, bist du verantwortungslos. Hast du eins dabei, sieht es aus, als seist du von vornherein auf Aufriss aus gewesen. Ich sage jetzt immer erst, nein, ich habe nichts mitgenommen, aber ich schau zur Sicherheit noch einmal nach. Und dann tue ich, als sei ich ganz überrascht, in der Jackentasche doch einen Pariser zu finden.«

Stefan schläft seit neun Jahren mit Frauen. Seine längste feste Beziehung dauerte sechs Monate. Vor einem Jahr erst hat ihm eine Freundin gesagt, dass seine Kondome wahrscheinlich so oft platzten, weil er eine falsche Größe benutze. Seit er »Special« statt »Regular« kauft, ist es nicht mehr vorgekommen. »Ich finde das unglaublich«, sagt er, »dass dir kein Mensch beibringt, dass ein Pariser die richtige Größe haben muss. Überall impfen sie dir ein, dass du nicht ohne darfst, aber über den Umgang mit dem Teil erzählt dir niemand etwas.«

Das ist so richtig wie paradox. Nie wurde in der Schweiz über Sex so öffentlich geredet wie seit der Bedrohung durch Aids. Dank ihrer umfassenden und in der ganzen Welt als vorbildlich gelobten Stopp-Aids-Kampagne, die 1986 begann, wussten bereits ein Jahr später über 95 Prozent der Bevölkerung, dass Aids vor allem durch sexuelle Kontakte übertragen wird. Untreue, Prostituiertenbesuche, Sextourismus und Analverkehr wurden geläufige Themen auf Plakatwänden und in Diskussionsrunden. Die landesweit verbreiteten Präventionsbroschüren informierten unverblümt und moralfrei. Was beim Sex ansteckend sein konnte, hieß ohne Krampf bumsen, blasen, schlecken und abspritzen und wurde niemandem vermiest. Nur ein Gummi musste dabei sein: »Kein Mann ist mehr Mann, wenn er es nicht safe macht.«

Der Verkauf von Kondomen stieg in den folgenden Jahren um über 100 Prozent. 7,6 Millionen wurden 1986 jährlich verkauft. 1989 waren es bereits 13,4 und 1997 16,5 Millionen. Die flächendeckende Kondomisierung der Bevölkerung bei Risikokontakten, erklärtes Ziel der Präventionsfachleute, schien auf guten Wegen. Zumal das Ja zum Präservativ auch in der Unterhaltungskultur Eingang fand.

Rockstar Polo Hofer sang »Bim Siitesprung im Minimum en Gummi drum«, Fußballer spielten in Stop-Aids-Trikots, die Heldinnen der viel gelesenen Kioskromane für Frauen begannen, ihre Märchenprinzen von der Bettkante zu stoßen, wenn diese ungeschützt nach Verschmelzung trachteten. Selbst in Pornofilmen, zumindest in amerikanischen, gingen die männlichen Darsteller inzwischen sichtbar kondombewehrt zu Werk.

Laut Aids-Hilfe Schweiz schützten sich 1994 50 Prozent der heterosexuellen und 94 Prozent der homosexuellen Schweizerinnen und Schweizer in Risikosituationen mit Gelegenheitspartnern. Bei einer Befragung des Lausanner Instituts für Sozial- und Präventivmedizin (ISPS) bejahten im gleichen Jahr drei Viertel aller Befragten zwischen 17 und 45 Jahren den Satz »Kondome sind etwas Selbstverständliches«.

Es spricht vieles dafür, dass das nicht stimmt. Jugendliche unter 20, die sich in früheren Umfragen bei der Kondombenutzung deutlich schutzbewusster zeigten als die älteren Alterskategorien, lassen heute das Präservativ gelegentlich auch dann in der Schublade, wenn sie einen Partner nicht kennen. In der ISPS-Befragung von 1997, »Jugendliche und ihre Sexualität« gaben fast 60 Prozent der jungen Frauen an, bei ihrem letzten Geschlechtsverkehr mit festem oder spontanem Partner im Gegensatz zu früher kein Präservativ benutzt zu haben. Präventionsexperten der Schwulenszene berichten von statistisch noch unbelegten, aber Besorgnis erregenden Rückmeldungen aus der anonymen Sexszene der Parks, Autobahnraststätten und Klappen. Sie befürchten, dass vor allem der ungeschützte Oralverkehr unter Schwulen wieder zugenommen hat, seit die Medien die neue 3er-Kombinations-Therapie zur HIV-Behandlung voreilig als Lösung des Aids-Problems feiern.

Auch ein simples Rechenexempel macht stutzig. Die Zahl der Prostituiertenbesuche in der Schweiz wird auf knapp vier Millionen jährlich geschätzt. Mit Ausnahme von Drogenprostituierten und Migrantinnen, die sich nur vorübergehend in der Schweiz prostituieren, beharren die Sexarbeiterinnen und -arbeiter praktisch geschlossen auf Safer Sex. Damit verbleiben von den 16,5 Millionen verkauften Kondomen bei rund sechs Millionen Schweizern über 15 nur knapp mehr als zwei Kondome pro Person und Jahr. Das ist für einen selbstverständlichen Umgang etwas kümmerlich.

Tatsächlich war das öffentliche Reden über Sex bei aller Offenheit keine Annäherung an sexuelle Freuden, Ängste und Unsicherheiten, sondern vor allem ein Reden über die Pflicht zum Safer Sex. Selbstverständlich am Kondom wurde die Überzeugung, dass man sich beim Geschlechtsverkehr mit neuen Partnern theoretisch schützen müsste. Der Gummi selber blieb für die meisten ein Irritationsfaktor. »Sex bleibt auch mit Kondomen schön – er ist nur etwas anders«, verspricht die Broschüre *Safer Sex* der Aids-Info Schweiz. Mehr wird den oft wenig kondomerfahrenen Benutzern selten mit auf den Weg gegeben.

Viel mehr glauben sie auch selten wissen zu müssen. Wie Anna und Stefan, zwei von vielen Gesprächspartnern für diesen Bericht, beide überdurchschnittlich gebildet und sehr durchschnittlich ahnungslos, wie einschneidend anders Sexualität mit Kondomen wird. Nie war es ein Gegenstand von Debatten, wie man das unausgesprochene Misstrauensvotum wegsteckt, das jedes Präservativ darstellt. Keine Kampagne deutete an, wie Unterbruch, Gummigeruch und Erektionsprobleme die Gefühle verwirren können. Hilfe aus der Wissenschaft blieb ebenso aus. Es gibt in der Schweiz keine systematische Sexualforschung.

Die 46-jährige Brigitte, seit acht Jahren geschieden und seither Single, schluckte mit 18 die Pille und war für freie Liebe. Sie hatte vor und gelegentlich auch während ihrer Ehe Sex mit Männern, die sie oft nicht besonders gut kannte. Kondome benutzte ihr Mann, wenn sie eine Pillenpause einlegte, was sie dank der langjährigen Vertrautheit nicht als störend empfand. Die andern Männer, mit denen sie geschlafen hatte, waren ungeschützt gewesen.

Ihre erste sexuelle Begegnung nach der Scheidung war mit einem jüngeren Mann, der ein Kondom benutzte. Theoretisch fand sie das begrüßenswert, praktisch war sie hinterher ziemlich überrascht, wie anders die kondomisierte Sexualität geworden war: »Für mich bedeutete Sex spielen, herumschmusen, natürlich auch Penetration, aber dazwischen konnte man pausieren, eine neue CD einlegen und wieder anfangen. Plötzlich war alles eingeteilt in Vorspiel, Gummi drauf, Bumsen, Orgasmus und ein bisschen Umarmung danach.« Am schlimmsten fand sie das hastige Herausziehen des Penis nach dem Orgasmus. »Das Ineinanderdaliegen danach, bis das Glied dann irgendwann herausflutschte, habe ich immer unheimlich genossen.«

Seither hat Brigitte mit sechs Männern geschlafen, meistens geschützt und danach etwas frustriert. »Es gibt jetzt eine Erektionshektik im Bett, die ich früher nicht gekannt habe. Wenn er steht, wird eine Entscheidung fällig: weiterschmusen oder abbrechen und den geschützten Vollzug vorbereiten. Ein einziger Mann hat mich auf den Bauch gedreht und mich weiter gestreichelt, während er den Pariser überzog. Bei allen anderen wirkte der Unterbruch auf mich wie die Kinopause bei *Titanic.* Erst schaukelt man die Liebesgeschichte hoch, dann grelles Pausenlicht, und hinterher geht das Schiff unter.«

Heinz Baumann nennt es nicht Pausenlicht, sondern Montageschock. »Der Montageschock ist ein wirkliches Problem«, sagt der Gründer der Schweizer Condomeria-Läden. »Dagegen hilft eigentlich nur reden. Oder miteinander herumalbern. Jede Form von manuellem oder oralem Spiel hilft über den Montageschock hinweg. Wer davon ausgeht, dass man für einen Orgasmus nur einen Pariser braucht, hat ohnehin nichts begriffen. Sex ist kein lineares Ereignis.« Nur wenn das Abschlaffen zwischendurch eingeplant werde, sei zu verhindern, dass Geschlechtsverkehr zum Leistungsritt verkomme. Aber diese Erkenntnis habe sich bisher erst bei den Schwulen durchgesetzt, die im Umgang mit Kondomen ohnehin entspannter seien. »Wenn ein Heti zwei Pariser einpackt, dann will er auch zweimal kommen.«

Überhaupt, sagt Baumann, wüssten die Leute noch immer erschreckend wenig über Kondome. Vor allem die Kids. Die obligatorische HIV-Prävention in den Klassen sei oft eine Katastrophe. Wenn Geschäftspartnerin Regina Meier, die wie Baumann häufig in Schulen und Jugendzentren eingeladen wird, die Jugendlichen nach der Anwendung der Gummis fragt, »macht jeder Zweite die Sockentechnik. Sie ziehen das Kondom auseinander und zerren es herunter, statt es abzurollen.«

Baumann hat als einziger Schweizer Anbieter über ein Dutzend verschiedene Kondomgrößen im Sortiment. Die Marktführer Ceylor, Crest und Cosano beschränken sich, was Größen anbelangt, auf zwei oder drei Modelle. Denn gemessen an der aufwändigen Beratung bei großer Auswahl, ist die Gewinnmarge auf Kondomen lächerlich. »Welche Größe, Dicke und Oberfläche für jemanden gut ist, muss er ausprobieren«, sagt Regina Meier. »Wenn jemand etwas halbwegs Angenehmes gefunden hat, können wir etwas anbieten, was ihm vielleicht besser behagt.« Manche Männer, die um Rat fragen, sagen nebenbei, ihnen täten die Kondome seit Jahren weh. Bis heute lassen sich mehr Frauen als Männer das Angebot erklären. »Männer sind viel verklemmter, und sie haben für Sex außer dem Stammtischvokabular keine Sprache. Frauen sagen: ›Du Michi, das ist doch deine Form‹, und die Männer stehen mit rotem Kopf daneben.«

Wo lehrt man den gelassenen und fachmännischen Umgang mit Kondomen? Bei der Aids-Hilfe Schweiz macht sich niemand Illusionen über die Grenzen der Informationsmöglichkeiten. »Am Anfang der Kampagne stand der Schutzgedanke im Vordergrund«, sagt Geschäftsleiterin Ruth Rutman, »da mussten Lust und Freude am Sex zurücktreten. Aber das Fehlen der emotionalen Ecke hat auch mit den Schwierigkeiten unserer Gesellschaft zu tun, überhaupt über Lust und Liebe zu reden. Wir sind schon froh, dass wir ›Ohne Dings kein Bums‹ an die Plakatwände kleben dürfen.« Ruth Rutman hat, wie alle Präventionsfachleute, Zweifel an Umfrageergebnissen über Safer Sex. »Die Jungen schützen sich zweifellos viel besser als die, die Sexualität ohne Kondom kennen lernten. Zumindest sagen sie das. Aber ich schließe nicht aus, dass viele einfach das sagen, was erwartet wird.«

Mehr Probleme als die Jugendlichen schaffen den Präventionsinstitutionen die heterosexuellen Männer über 40, von denen viele kaum zum Kondomgebrauch zu bewegen sind. Was rät man einer Ehefrau, die sich schützen möchte, weil sie genau weiß, dass ihr Mann fremdgeht, obwohl er sagt, sie spinne? »Bei den kantonalen Aids-Stellen«, sagt Ruth Rutman, »melden sich viele solche Frauen. Ihnen Mut zu machen, sich durchzusetzen, ist ein sehr schwieriger Prozess. Denn da geht es ja nicht nur um Sex, sondern um gesellschaftliche Rollen. Es ist eine große Frage, ob wir uns derart ausführliche Betreuung personell leisten können.«

»Ich weiß von vielen, die sich durch die Stopp-Aids-Kampagne im Stich gelassen fühlten«, sagt der Zürcher Sozialpsychologe Thomas Bucher. »Schwierigkeiten im Umgang mit Kondomen ist in Präventionskampagnen kein Thema. Wer mit dem Kondom Probleme hatte, bekam keinerlei Hilfe angeboten.« Über Plakat-Slogans der Aids-Hilfe wie »Safer Sex aus Lust und Liebe« regt sich der Psychologe bis heute auf: »Liebe oder Verliebtheit sind genau die Zustände, in denen man einen Pariser nicht möchte. Und es ist einfach nicht wahr, dass der Kondomgebrauch nur eine kleine Verhaltensänderung ist. Er ist ein massiver Eingriff in das Ausleben tief verwurzelter Gefühle. Sex hat auch mit Grenzerfahrung zu tun, und ein Kondom ist immer eine Begrenzung. Nicht zu vergessen, dass Männer beim Bumsen etwas geben möchten. Das sind sehr unbewusste Ur-Instinkte. Wäre der Pariser wirklich etwas Lustvolles, hätte man ihn längst freiwillig benutzt.«

Buchers Lizentiatsarbeit *Das Kondom* ist die bisher einzige Schweizer Untersuchung zum Thema Aids-Prävention, die dem emotionalen Verhältnis von Benutzern zum Präservativ im Detail nachgeht. Thomas Bucher befragte 158 Studentinnen, 132 heterosexuelle und 121 schwule Studenten der Universität Zürich schriftlich zum Thema Kondom. 70 Prozent gaben an, mit dem Präservativ schon

Schwierigkeiten gehabt zu haben. Unter den Schwulen waren es 80 Prozent, was Bucher darauf zurückführt, dass sie generell mehr Kondome benutzen. Am meisten Probleme verursachten die erforderliche Erektion, das korrekte Überziehen und das Abrutschen des Kondoms.

Mehr allerdings machte den Befragten zu schaffen, dass sie Sexualität mit Kondom anders erlebten als ohne. Die Frauen klagten über Lusthemmung, das Fehlen eines totalen Körperkontakts und ein unangenehmes Gefühl in der Scheide. Dass zumindest Letztgenanntes mit einem wasserlöslichen Gleitmittel zu verhindern wäre, wusste nicht einmal ein Drittel der Studentinnen. Nach Buchers Erfahrung gilt das Gleitmittel bei Heterosexuellen irrigerweise noch immer als Niederlage: Wer richtig erregt hat und richtig erregt ist, braucht keine zusätzlichen Feuchtmacher, auch nicht beim Kondom. Heterosexuelle Männer kämpften mit Problemen beim »Spüren« und mit der Unerwünschtheit ihres Samens. Schwule verbanden das Kondom viel direkter als Heterosexuelle mit Aids und Tod, bemängelten die schlechte Gleitfähigkeit beim Analverkehr und den aufgezwungenen Unterbruch zwischen Zärtlichkeit und Sex.

Wie wenig selbstverständlich der Umgang mit dem Präservativ im Alltag ist, zeigte vor allem Buchers Frage nach der Partnerreaktion beim Thema Safer Sex. Während weder schwule noch heterosexuelle Männer damit nennenswerte Probleme hatten, war dies für 40 Prozent der Frauen das größte Problem überhaupt. Die Angst vor der Ablehnung des Mannes, wenn das Kondom zur Sprache kam, wurde in den Antworten zu Buchers Überraschung »bedenklich häufig genannt. Ich dachte, Studentinnen seien selbstbewusster. Aber ihre Hauptangst war, einem Mann ein Kondom aufzuzwingen, nicht etwa die Angst um die eigene Gesundheit.« Ein verbreiteter weiblicher Trick gegen die männliche Verweigerung war der Verzicht auf Pille und Spirale. Denn gegen unerwünschten Nachwuchs schützen sich Männer weitaus williger als gegen Aids. »Bei allen drei Gruppen«, so Buchers Bilanz, »zeigt sich eindeutig, dass die Veränderung des gefühlsmäßigen Erlebens die größte Schwierigkeit beim Kondomgebrauch ist. Diese zu erfassen und in großem Maß präventiv umzusetzen, muss realistischerweise als ein Ding der Unmöglichkeit bezeichnet werden.«

»Die 20-Jährigen haben riesige Schwierigkeiten mit dem Pariser«, sagt der 42-jährige Jugendarbeiter Mario. »Wenn es irgendwo einen umsonst gibt, stecken sie ihn ein wie eine Trophäe und geben damit an. Aber im Bett haben sie Angst davor und verzichten lieber auf Penetration oder machen es ohne.« Mario könnte sich und all seine Gesinnungsgenossen ohrfeigen, dass man damals, als Aufklärung wegen Aids selbst von konservativsten Institutionen gefördert wurde, nicht reagiert habe. »Jahrelang wollten wir die Sexualität revolutionieren. Und dann bot Aids plötzlich die Gelegenheit, den Jungen etwas über Sprache beim Sex, über Erotik und Körperkenntnisse beizubringen. Aber wir saßen da wie die Karnickel vor der Schlange Aids und ließen zu, dass man ihnen knapp das Abrollen des Gummis erklärte.«

Unter den Schwulen, die von Aids jahrelang zahlreicher betroffen waren als alle anderen, hat die Bedrohung durch das HI-Virus zu einer nachweislichen Veränderung sexueller Praktiken geführt. Untersuchungen in Deutschland und den USA zeigen, dass statt Analverkehr immer häufiger oraler und manueller Sex betrieben wird.

In einer Zürcher Männersauna, einst Treffpunkt für anonymen Sex jeder Art, wurden vor kurzem Pornovideos – Symbol für Masturbation und Safer Sex – installiert. Den Kunden war offensichtlich die Lust auf Penetration vergangen. »Das Kondom ist ein Symbol für Krankheit«, sagt Florian Baumgartner, Mitarbeiter der Zürcher Aids-Hilfe, »und das ist gerade bei den Schwulen, wo Schönheit, Body und Gesundheit so wichtig sind, sehr schwierig. Vor allem, wenn jemand HIV-positiv ist. Die Positiven wissen schon gar nicht mehr, wann sie es sagen sollen. Vorher riskieren sie, dass der Partner seine Erektion verliert, nachher kommen die Vorwürfe, wieso man vorher nichts gesagt habe. Also bevorzugt man andere Praktiken.«

Was für Homosexuelle bereits statistisch belegbar ist, erfährt man von Heterosexuellen bislang erst aus Gesprächen: Mario glaubt, und zahlreiche Präventionsexperten stimmen ihm zu, dass der Boom der weitgehend penetrationsfreien Sadomaso-Szene und die steigende Nachfrage nach Sexspielzeug eine Folge der Ablehnung kondomisierter Sexualität ist. »Die Leute, die nicht in festen Beziehungen leben, haben einfach weniger Geschlechtsverkehr, weil sie diese standardisierte Sexualität ablehnen. Der Pariser ist nur für den Schnellfick gut. Er macht den Schwanz zum Hineinsteckteil, das gefällt nicht einmal den Freiern.«

Dass Freier angeblich lieber ohne Gummi wollen, weil sie den Risikokick einer möglichen Ansteckung suchen, hält der Jugendarbeiter, der selber hin und wieder Kunde bei Prostituierten ist, für »dummes Gerede, das alle nachblöken. Freier wollen ohne Gummi, weil ihnen sonst der Schwanz nicht steht. Oder weil sie das Gefühl haben, nur noch bolzen zu müssen, wenn der Gummi einmal drauf ist, ohne dass sie die Frau richtig spüren. Natürlich ist das Risiko letztlich das gleiche. Aber ob einer angeblich den Todeskitzel braucht oder Angst hat, es mit Gummi nicht zu bringen, ist ein großer Unterschied.«

HAPPY HOUR

Die Frau auf dem Barhocker links weinte ein wenig. Ihr neuer Mann war fremdgegangen, wobei fremd unzutreffend ist, denn er hatte bei und mit seiner Ex geschlafen. Eine dieser Nächte, wo zwei Grappas zu viel ein altes Paar wieder ins Bett bringen, ohne dass sie einander danach einen Zentimeter näher wären als bei der Trennung. Nur versöhnter fühlen sie sich jetzt mit ihrer Vergangenheit, und etwas frivol. Nichts dagegen zu sagen. Aber den Mund muss man halten, damit der oder die Neue nicht leidet. Stattdessen berichten sie davon so hurtig, dass sie geohrfeigt gehören. Sie stellen ihren alten Rucksack der neuen Liebe auf die Zehen und verkaufen diesen Mangel an Respekt als Ehrlichkeit. Andrerseits: Warum sind frisch Verliebte in ihrer Eifersucht so häufig auf die fixiert, die vorher waren? Ein Mangel an Fantasie, der nur Verdruss bringt. Aber mich fragt wieder keiner.

Die Freundin der halbherzig Weinenden reichte ihr einen Taschenspiegel und sagte, vergiss ihn, er hat keinen Stil. Eine weise Frau. Dann sagte sie, viel wichtiger als Männer sei, dass man das mit dem Geld im Griff habe. Die Unglückliche blickte verloren. Nichts kümmert liebeskranke Seelen weniger als Geld. Hör jetzt zu, sagte die andere eigensinnig, das Geheimnis des erfolgreichen Sparens ist die tiefgefrorene Kreditkarte. Ich lehnte mich weit vor, um zu verstehen. Die Kreditkarte in ein kleines Wasserbecken legen und ab in den Tiefkühler, sagte sie. Nein, der Magnetstreifen geht nicht kaputt. Unratsam sei lediglich, das Auftauen mit dem Eispickel zu beschleunigen. Bis das Eis wieder geschmolzen sei, habe man sehr viel Zeit zum Nachdenken, ob der Wintermantel zwingend von Helmut Lang sein müsse.

Der stumme, schnell trinkende Mann auf dem Barhocker rechts wurde plötzlich laut. Hey, Girls, rief er, wisst ihr, wie man diesen Fusel in Australien nennt? Beinöffner, weil die Frauen danach – ihr kennt das ja. Der Barkeeper sagte, ich glaube, du solltest nach Hause. Das war falsch. Der Mann redete jetzt immer dümmer daher. Komm, ich spendier dir einen, sagte der Barkeeper plötzlich und stellte ihm ein Glas hin. Der Betrunkene stutzte, nahm dann einen Schluck und verschwand zehn Sekunden später wie der Blitz. Wir sahen den Mann hinter der Theke an. Augentropfen, sagte er grinsend, ein altes Barkeeper-Rezept gegen mühsame Gäste. Zwei Tropfen Visine ins Glas, und die Därme rasen.

In einer einzigen Stunde gelernt, unnötigen Ausgaben und unnötigen Männern vorzubeugen. Happy Hour.

DER HERBST DES PAPAGALLO

Auf den ersten Blick ist der Mann ein Schock. Breitbeinig und mit verschränkten Armen steht er vor der Disco und ist trotz den Cowboystiefeln keine einssiebzig groß. Die langen, strähnigen Haare sind tizianrot gefärbt und vermutlich auf einer fremden Kopfhaut gewachsen. Das knappe Lederjäckchen mit nichts drunter gibt dichtes Brusthaar bis zum Bauchnabel frei. Die ausgewaschene Jeans ist mit sorgfältig aufgenähten Lederflicken bestückt. Gold baumelt in mehreren Reihen an Hals und Handgelenken, die Finger sind dicht beringt. Maurizio Zanfanti, genannt Zanza, der berühmteste Papagallo von Rimini, sieht aus, als sei die Zeit an der Adria vor dreißig Jahren stehen geblieben.

Erstaunlicherweise ist der erste Eindruck nach zwei Minuten vergessen. Nicht weil Zanzas erotische Ausstrahlung den Blick trübt, sondern weil der Mann, den die italienische *Epoca* als »legendären Liebesguru«, der deutsche *Focus* als »Fremdenverführer von der Adria« und das englische Boulevardblatt *Sun* als »italienischen Hengst« beschreibt, von außerordentlicher Liebenswürdigkeit ist. »Komm«, sagt er und führt ins Innere der Disco »Chic«, zu deren Mitbesitzern er seit drei Jahren gehört, »was möchtest du wissen?« Welche Frage. Sechstausend Frauen, erfuhren die Leser von halb Europa in den letzten Jahren, habe er gehabt, bevor er nun beschlossen habe, etwas kürzer zu treten. Sechstausend.

»Ja, vielleicht ein bisschen mehr«, sagt der nach eigenen Angaben 39-Jährige – er sieht einiges älter aus – und rutscht unruhig auf seinem Stuhl hin und her. »Aber das hat vor allem mit der Arbeit zu tun. Wenn man jeden Tag arbeitshalber an die hundertfünfzig neue Frauen sieht, hat man schon auf zwei oder drei Lust.« Manchmal, sagt er, waren es auch vier, und die Lust hat er sich nicht versagt. Sein bester Saisonschnitt lag bei 278 Frauen. Und überwintert hat er auch nie allein.

Welcher Lohnarbeit geht ein so lustabsorbierter Mann nach? Maurizio Zanfanti dreht an einem der dreizehn Goldringe an seinen braun gebrannten Fingern: »Ich mache seit 22 Jahren Public Relations. Und für einen PR ist jede Frau, die sich in ihn verliebt, ein beruflicher Erfolg, denn sie kommt immer wieder.«

In Rimini, das zu Beginn der Achtzigerjahre zum europäischen Disco-Mekka ausgebaut wurde, bedeutet PR etwas anderes als anderswo. Ein Pi-Erre, wie sich die Kundenfänger nennen, hat die Aufgabe, den ortsunkundigen Touristen in ein Lokal zu locken, mit Charme, Überredungskunst, Handzettel oder Bons für Gratisdrinks. Maurizio Zanfanti verführte Frauen. Er wurde damit einer der Erfolgreichsten der Branche. Ein Stachanow des Fremdenverkehrs.

Es waren die goldenen Jahre von Rimini. Die Frauen schluckten die Pille, fuhren zu Tausenden mit der besten Freundin aus dem Norden an die Adria und wollten etwas erleben. Sie wurden sehnsüchtig erwartet. Bademeister, Kellner, Pi-Erres, Ladenbesitzer und Gelativerkäufer erhofften sich von den unternehmungslustigen Urlauberinnen Abenteuerlicheres als nur eine Umsatzsteigerung. Und fast alle waren braun gebrannt, mehr oder weniger gut aussehend, mehr oder weniger muskulös.

Was hatte Zanza ihnen voraus? Wieso verschwand er bereits mit der vierten Frau, während sie noch immer bei der gleichen scharrten? Sprachen, sagt Zanfanti, Sprachen helfen natürlich. Er schlägt sich auf Französisch, Englisch, Deutsch, Schwedisch und Norwegisch leidlich durch. Aber das können andere auch und kommen nicht einmal auf einen Bruchteil von seinen Eroberungen. »Ich habe die Frauen immer studiert«, sagt Zanfanti nach langem Überlegen, »ich weiß, wie man sie nehmen muss.«

Zum Beispiel, indem man ihnen geradeheraus sagt, dass man mit ihnen schlafen möchte. Zum Beispiel, indem man sie niemals anfasst, bevor sie nicht gesagt haben, dass sie auch mit einem schlafen möchten. Zum Beispiel, indem man sich von vornherein um die Zweitschönste im Raum bemüht, wenn die Schönste von Konkurrenten umgarnt wird. Und indem man sie genauso freundlich behandelt, wenn man einen Korb bekommen hat. Und niemals schlecht über sie redet. »Ich habe immer einen großen Respekt vor Frauen gehabt«, sagt Zanza.

Aber Respekt allein legt einem keine drei Frauen am Tag ins Bett. »Bett?«, fragt Maurizio Zanfanti verwundert, »wer hat etwas von Bett gesagt? Ich habe immer gearbeitet. Da kann ich doch nicht dreimal am Tag nach Hause oder in irgendein Hotel verschwinden.« Die Quickies zwischendurch fanden meist im Hinterzimmer der Disco oder in einer Strandkabine statt.

Und bis es so weit war? Zanfanti dreht wieder an seinen Ringen. »Meist eine Sache von Minuten, aber das ist schwer zu erklären. Weißt du, manchmal drückt dir eine Frau auf eine bestimmte Art die Hand oder küsst dich bei der ersten Begrüßung ein bisschen zu lange auf die Wange. Dann fragst du, ob sie schnell mitkommen mag, und oft will sie auch.«

Mit Hurtig-Nummern zum erotischen Ruhm? Zanfanti ist eher nachsichtig als verstimmt. »Sex ist etwas Privates, darüber rede ich nicht. Aber ich habe dabei nie nur meine Befriedigung gesucht.« Wenn ihm die Begegnung im Hinterzimmer oder am Strand zu kurz erschien, bat er um ein zweites Treffen nach Dienstschluss in seinem Bett. Da war Zeit bis in den frühen Morgen. Nicht nur für Sex. »Die Frauen haben mir stundenlang Geschichten erzählt, wie sie leben, wo sie zum Friseur gehen, warum sie gerne Tennis spielen.« Und er? »Ich erzähle wenig. Was soll ich erzählen? Ich hab immer die gleiche Arbeit gemacht.« Sich zu verlieben, gestattete er sich nie. Die Frauen waren in den Ferien und würden wieder weggehen. Manche hat er sehr gerne bekommen. Mehr nicht. Die eine oder andere hat er in Skandinavien besucht. Da waren sie ganz anders.

Dank seinen hautnahen Kontakten wurde Zanza und mit ihm die jeweilige Disco, für die er arbeitete, zu einem festen Treffpunkt. Die Norwegerin erzählte in Oslo von dem langhaarigen italienischen Frauenfreund, die Italienerin in Mailand oder Pisa. Und im nächsten Jahr kamen neue Leute nach Rimini, um ihn kennen zu lernen. Nicht nur Frauen übrigens. Zanzas Freundlichkeit und sein ehernes Gesetz, Frauen in männlicher Begleitung als tabu zu betrachten, machten ihn auch bei Männern außerordentlich beliebt.

Immer häufiger fragten sie ihn bei Liebeskummer um Rat. Und Zanza rät, verschafft Ferienwohnungen, kümmert sich um Jobs für arbeitslose Bekannte. »Zanza ist ein großartiger Freund und ein großartiger Arbeitgeber«, sagt die 20-jährige Paula, die gelegentlich in seiner Disco mitarbeitet. »Er hat mir immer aus der Patsche geholfen. Und wir haben nie etwas miteinander gehabt.« Fast täglich wird

Zanfanti angepumpt und sieht das Geld häufig nie wieder, was ihn nicht wegen des Geldes schmerzt, sondern »weil man dann auch einen Menschen verloren hat«. Frauen, sagt er, hätten ihn übrigens kaum je um Geld gebeten. Und wenn, habe er es am nächsten Tag zurückbekommen. Nachtessen und Ähnliches habe allerdings ohnehin immer er bezahlt. Das sei doch auch eine Form von Respekt.

Wieso zählt einer die Frauen, die er liebt und respektiert? Wieso diktiert er den Journalisten die Anzahl seiner Eroberungen in den Notizblock? Zanfantis Lächeln ist entwaffnend kindlich. »Schau, ich war süchtig nach Frauen, ich konnte nie genug kriegen. Und die Zahl an sich hat auch etwas Stimulierendes. Es ist ein Vergnügen, sich mit jedem Jahr zu steigern.« Es war auch ein Vergnügen, die Konkurrenten auszustechen, die natürlich ebenfalls zählten und nie ganz mithalten konnten in dem Wettkampf, den sie den erotischen Uefa-Cup nennen.

Im Sommer 1989 wird Zanfantis lustvolles Dasein durch zwei Katastrophen erschüttert: Algenpest und Aids. Die Adria ist von einem ekligen grünbraunen Teppich überzogen, der die Touristen in die Flucht schlägt oder gar nicht erst anreisen lässt. Seine treuesten Kundinnen, die Skandinavierinnen, bleiben aus. Und Italien startet die erste umfassende Aids-Aufklärungskampagne. Zanza bekommt Angst. Die nicht wenigen Geschlechtskrankheiten, die er hatte, »waren nach zwei Penicillin-Spritzen weg«. Jetzt muss er Präservative benutzen. Das, sagt er, lässt ihn nur noch die Hälfte spüren. Er tut es dennoch konsequent. Aber seine unbeschwerten Jahre sind vorbei. Inzwischen kommt er pro Saison noch auf schlappe 170 oder 180 Frauen, so genau zählt er nicht mehr. Denn auch nachdem sich die Algen verzogen hatten, wurde der Tourismus in Rimini nicht mehr der alte. Statt der Skandinavierinnen kommen Touristen aus dem Osten, die weder eine Fremdsprache sprechen noch tanzen wollen. Und die Jungen, die jetzt die Discos füllen, versteht Zanza auch nicht. »Ich gehöre zu der Kategorie von Männern, für die ein Abend ohne Frau ein Reinfall ist. Diese Jungen sind zufrieden, wenn sie am Ende des Abends vom Tanzen nassgeschwitzt sind.« Er fühlt sich unter den Disco-Kids alt und verloren. Sein Stil, seine selbst gezeichneten und maßgeschneiderten Lederjacken mit und ohne Fransen sind von rührender Antiquiertheit. »Ich habe die Indianer immer geliebt«, sagt Zanfanti trotzig, »warum sollte ich meinen Look ändern?«

1993 eröffnet er mit ein paar Freunden aus der guten alten Zeit in Marebello bei Rimini eine Disco nach seinem Geschmack und stürzt sich in die Organisationsarbeit. Das Lokal ist winzig im Vergleich zu den Mega-Anlagen der Umgebung, dafür fast familiär. Die Ladenbesitzer aus der Umgebung sind Stammkunden, die Touristen wissen, dass sie hier weder Techno noch Ecstasy vorfinden.

Und die Zukunft? Zanza seufzt: »Lavoro, lavoro, lavoro. Und viele gute Freundinnen.« Nichts von Liebe? Er setzt sein gekonnt schüchternes, ein wenig wehmütiges Lächeln auf, das bei Frauen so gut ankommt. »Sich zu verlieben, wäre schön. Aber wo finde ich eine selbstständige Frau, die nicht mit meinem Vorleben hadert?«

Paula, die blonde Pendlerin zwischen Tschechien und Rimini, die noch bis Ende der Saison als Pi-Erre im »Chic« jobbt, lacht auf die Frage, ob der in die Jahre gekommene Papagallo nicht manchmal wie ein trauriger Junge auf sie wirke, laut los: »Zanza ist ein sehr glücklicher Mann. Glaub mir.«